과식하지 않는 삶

과식하지 않는 삶

소박하게 먹고
단순하게 산다

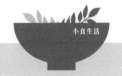

小食生活

이시구로 세이지 지음 | 전선영 옮김

머스트
리드북

소식 생활에 도전한 외과의사

"배부를 때까지 잔뜩 먹고 곧바로 잔다."

이것이 마흔다섯 살까지 나의 생활 방식이었다. 외과 의사 생활은 사람들이 생각하는 것보다 훨씬 더 힘들고 불규칙하다. 아침부터 시작된 수술이 밤 9시 넘어서야 끝나는 일이 일상다반사이다 보니, 밤늦게 귀가해 저녁을 먹고 곧바로 자는 날이 허다했다. 밥을 먹자마자 졸음이 쏟아져 매일같이 곯아떨어지는 지경이었다.

그렇게 잔뜩 먹고 잔 다음 날 아침에는 속이 부대껴서 아무것도 먹지 못하고, 빈속에 블랙커피만 마시고 출근했다. 초등학교 때부터 걸렀으니 줄곧 아침을 먹지 않고 지낸 셈이다. 그러나 실상은 진료하는 틈틈이 병원 구내

편의점에서 찹쌀떡이나 팥소과자 같은 주전부리를 사 먹으며 출출한 속을 달랬다.

'단식'斷食, fasting이라 하면 얼핏 고승이 며칠씩 먹지도 마시지도 않고 수행에 매진해 깨달음을 얻는 고행을 떠올릴지 모른다. 여기서 말하는 단식은 필요한 영양소를 취하면서 고형물 섭취를 제한하는 식사법이다. 수분과 비타민, 미네랄은 꼭 섭취해야 하고 지질과 단백질은 고형물이 아닌 형태로 섭취한다. 당질은 인슐린 저항성이나 당질 의존성이 개선되는 단식 효과를 저해할 수 있으므로 피한다. 이 고형물을 '먹지 않는' 생활을 처음 시작했을 때, 몸이 가벼워지고 머리가 맑아지던 느낌을 나는 지금도 잊을 수가 없다.

사람은 잃고 나서야 그 소중함을 깨닫는다고 하지만 건강은 잃고 나서도 소중함을 깨닫지 못한다. 젊을 때는 거뜬히 하던 운동을 지금 다시 해보면 몸이 움직이지 않는다. 고기를 먹으면 속이 더부룩하고 소화가 잘 안 된다. 밤에 잠을 설치는 날이 많고, 수면 시간이 짧아지며, 자다 깨서 화장실에 가는 일이 잦다. 이런 현상을 두고 흔히 "나이 먹어서 그런 거다"라고 말한다.

현대인은 나이보다 노화한 사람이 많다. 나는 그 원인이 '과식'에 있다고 생각한다. 과식하지 않는 삶을 시작하고 내 몸은 확연하게 바뀌었다. 지금도 가장 크게 신경 쓰는 일은 과식하지 않기 위해 간헐적 단식을 계속하는 것이다.

간헐적 단식은 하루 중 고형물을 먹는 시간과 먹지 않는 시간을 나누어 관리하는 식사 조절법이다. 일반적으로 먹지 않는 시간을 16시간 이상으로 정하고, 그 시간에는 수분 이외에 고형물을 일절 섭취하지 않는다. 나머지 8시간 동안 고형물을 섭취한다. 이렇게 먹는 시간과 먹지 않는 시간을 정해두면 필연적으로 식사량이 줄어들 수밖에 없다.

❦

이 책에서는 음식을 절제하는 '절식'節食의 관점에서 건강하게 먹으며 절도 있는 식습관을 실천하는 생활 방식을 '소식 생활'小食生活이라 부르기로 한다. 동서양을 막론하고 예부터 과식을 경계했다. 에도 시대 유학자이자 본초학자本草學者 가이바라 에키켄貝原益軒(1630~

1714)은 무병장수의 비법을 이야기한 책 『양생훈養生訓』에서 과식의 폐해를 경고했다. 그는 "진귀한 음식, 맛있는 음식을 접하더라도 배부르게 먹어서는 안 된다. 배가 가득 찰 때까지 먹으면 나중에 꼭 탈이 난다. 늘 조심하는 마음으로 식욕을 다스려야 병에 걸리지 않는다"라고 말했다.

16세기 르네상스 시대 베네치아 귀족으로 102세까지 장수한 루이지 코르나로Luigi Cornaro(1517~1584)는 저서 『무병법No Disease』에서 절식이 건강에 미치는 영향을 다루었다. 중국의 고전 의학서 『황제내경黃帝內經』이나 고대 인도의 전통 의학 아유르베다Ayurveda의 가르침에도 과식의 폐해에 대한 기록이 남아 있다.

적게 먹는 것이 좋다고 하면 어떤 사람은 "그럼 아예 안 먹으면 더 좋겠네요" 하고 안이하게 받아들인다. 어떤 영양을 취하고 어떤 생활 방식을 유지할지 명확히 설계하지 않고, 단순히 먹는 양을 줄이면 욕망에 굴복하게 된다. 스트레스가 쌓이면 달콤한 음식을 마구 먹어대다 결국 원래 생활로 돌아간다. 필요한 영양소를 섭취하고, 적당한 운동으로 근력을 유지하고, 충분한 수면 시간을 확보하고, 제때 스트레스를 해소하지 못하면 소식 생활을 지속할 수 없다.

🍃

이 책은 제 한 몸 건사하기도 버거운 외과의사가 배부를 때까지 잔뜩 먹고 자던 불량한 생활을 청산하고, 소식 생활을 시작해 4년 가까이 실천하고 있는 식습관을 담고 있다.

현대인은 텔레비전과 신문잡지, 인터넷에서 끊임없이 식욕을 자극당하고, 식욕에 휘둘리며 자기도 모르는 사이 탐식과 대식의 늪에 빠져든다. 적게 먹으면 의사도 필요 없다고 하는데, 식욕을 절제하면 건강이 얼마나 좋아지는지 아는 사람은 많지 않다. 설령 그 사실을 알더라도 식욕을 절제하며 길고 가늘게 살기보다 먹고 싶은 음식을 실컷 먹고 짧고 굵게 살겠노라고 단언한다.

사람은 본능적으로 변화를 싫어한다. 먹지 않는 생활이 계속되면, 뇌의 욕망을 관장하는 영역에서 더 먹으라고 지령을 내린다. 뇌뿐 아니라 장의 공생생물인 장내 세균도 더 먹으라고 자극을 보낸다. 우리가 정해놓은 식습관을 지키지 못하는 것은 소식하자고 굳게 마음먹어도 원래 생활로 돌아가려는 이런 몸의 습성 때문이지 나약한 의지 탓이 아니다.

내가 직접 지도하는 건강학교 수강생들이 소식 생활을 실천한 뒤 삶이 어떻게 달라졌는지 들려주었다. 이들의 이야기가 소식 생활을 어떻게 시작해야 할지 갈피를 잡는 데 도움이 될 것이다.

나는 당신이 이 책을 읽고 소식 생활을 실천해 양생養生, 곧 병에 걸리지 않고 건강하게 오래 살았으면 좋겠다.

소식 생활에 앞서

몸속 독소를 제거하는 식품

간은 24시간 해독 작업을 한다. 한시도 쉬지 않고 일하는 간도 때로 집중 관리가 필요하다. 간 기능을 보조하기 위해 따로 영양제를 먹는 방법은 권하고 싶지 않다. 그보다는 식사량을 제한해 소화에 동반되는 대사 작업을 줄이는 것부터 시작해보면 어떨까. 간 기능을 돕는 채소와 과일을 먹고 허브차를 마시면 몸속 독소를 제거하는 데 효과가 있다. 해독에 좋은 대표적인 과일과 채소에는 다음과 같은 것이 있다.

사과

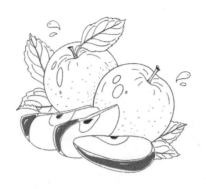

사과 껍질에는 펙틴이라는 수용성 식이섬유가 풍부하게 들어 있다. 펙틴은 장내 유익균 증식을 돕는 프리바이오 틱스로 바뀌어 장누수증후군을 완화하고 장내 환경을 개선하는 기능을 한다.[1] 장에서 수은이나 납 같은 중금 속을 흡착해 배출하는 작용도 한다.[2] 장내 독소가 줄어 들면 간은 더 적절하게 독소 부하를 관리하고 몸을 정화 할 수 있다. 사과에 들어 있는 폴리페놀 성분인 프로사 이아니딘procyanidin과 케르세틴quercetin은 염증을 억제 하는 효과가 있다.[3]

비트

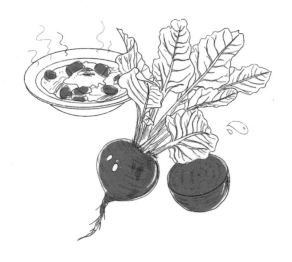

비트에 들어 있는 베타레인betalain 이라는 색소는 질산염과 항산화물질의 공급원으로 심장을 건강하게 해주고, 항염증 작용이 뛰어나다.[4] 동물 실험에서는 비트 주스가 간 손상을 줄이고 자연 해독 효소 생성을 돕는다는 결과가 나왔다.[5]

마늘

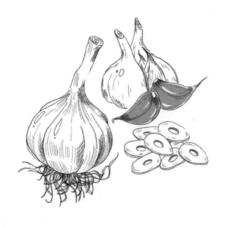

예부터 중요한 약재로 사용되어온 마늘은 다양한 질환을 예방하고 치료하는 효과가 있다는 임상실험과 연구 결과가 이어지고 있다. 마늘을 자르거나 다질 때 나오는 알리신은 마늘의 주요 활성 화합물이다.[6] 강력한 항산화 작용을 하는 알리신은 간세포를 보호하는 효과가 있다.[7] 평소 마늘을 즐겨 먹으면 지방간을 예방하고,[8] 주 2회 이상 먹으면 간암을 예방한다는 연구 결과도 있다.[9]

올리브유

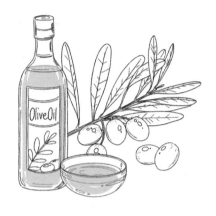

항산화 작용을 하는 폴리페놀 성분이 들어 있는 올리브유는 항염 효과, 항암 효과 등 여러 가지 건강상 이점이 있다.[10] 올리브유는 서구인 사이에서 이상적인 식생활로 꼽히는 지중해식 식사법에서 특히 많이 쓰인다. 올리브유의 지질은 단가불포화지방산인 올레산이 83퍼센트를 차지해 쉽게 산화되지 않으며, 건강에 좋은 지질로 간주한다. 제2형 당뇨병 환자가 올리브유를 중심으로 식생활을 바꾼 뒤 지방간이 개선되었다는 연구 결과도 있다.[11]

밀크티슬

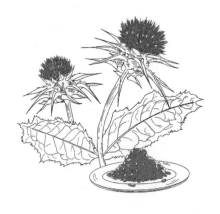

밀크티슬milk thistle은 '흰무늬엉겅퀴'라는 이름으로 널리 알려진 식물이다. 그 유효 성분인 실리마린silymarin은 항산화 작용, 항바이러스 작용, 항염 작용을 하며, 간 해독 작용을 돕는 항산화물질인 글루타티온glutathione 분비를 촉진한다.[12] 손상된 간 기능과 담낭을 회복하는 작용 외에 뱀에 물린 상처, 알코올이나 기타 환경 독소로부터 간을 보호하는 목적으로 예부터 사용되어온 허브다. 요즘에도 만성간염, 알코올성간염, 간경변증일 때 간 보호 효과를 기대하며 사용되고 있다.[13]

간 해독 음료

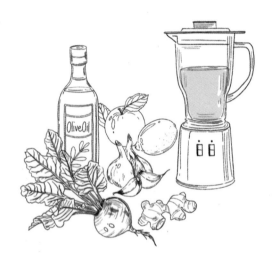

저녁 먹고 12시간 이상 공복을 유지하고, 아침에 눈을 뜨면 가장 먼저 해독 음료를 마신다. 사과주스는 담즙 분비를 촉진해[14] 간 속 노폐물을 제거하는 데 효과가 좋다.

첫날은 낮에 식사 대신 사과주스와 비트 주스를 마시고 대장과 소장을 편안하게 유지한다. 밀크티슬 같은 허브차 외에도 간 보호 효과가 있는 우엉차, 민들레 뿌리차를 마시면 효과가 배가된다. 이튿날은 아침에 올리브유를 두 큰술, 사흘째는 올리브유를 세 큰술을 넣고 해독 음료를 만들어 마신다.

이 방법은 아침부터 생마늘을 먹어야 하므로 사람 만날 일이 있는 날은 피하는 것이 좋다. 생마늘 때문에 속이 메슥거리는 사람은 차전자(질경이씨) 분말을 물에 녹여 마시고 20분 후에 해독 음료를 마신다.

또 다른 간 해독법에는 18시간 동안 단식한 후 올리브유와 레몬즙을 각각 한 큰술씩 15분 간격으로 8회, 총 120밀리리터㎖를 섭취하는 방법도 있다.[15]

간 해독 음료 레시피

물 ················· 200밀리리터
사과 ·············· 1개
레몬 ·············· 1개
비트 ·············· 1/4개
올리브유 ·········· 1큰술
마늘 ·············· 1쪽
생강 ·············· 2.5센티미터

프롤로그 소식 생활에 도전한 외과의사 • 4

소식 생활에 앞서 몸속 독소를 제거하는 식품 • 10

1장 양생의 철학

---

25 • **장수 메커니즘** | 덜 먹으면 더 오래 산다 |

27 • **늙지 않는 법** | 건강 보조제를 먹는다? |

31 • **노화에 대한 태도** | 오래 사는 것도 못 할 노릇? |

34 • **근력 강화** | 건강수명 연장 비결 |

37 • **단백질의 진실** | 정말 건강에 좋을까 |

40 • **소화 흡수력** | 한여름 뙤약볕 아래 달걀을 두면 |

44 • **블루존의 비밀** | 먹는 것보다 더 중요한 것 |

47 • **녹슬지 않는 몸** | 산화 스트레스 해소하기 |

51 • **항산화물질** | 백세인 식단의 공통점 |

55 • **초동의 힘** | 건강한 습관 실천하기 |

2장 해독의 권유

---

61 • **디톡스** | 해독도 매일 습관으로 |

64 • **세포와 장기** | 해독의 두 바퀴 |

67 • **간 건강** | 몸속 장기를 지키는 보디가드 |

71 • **변비의 정의** | 매일 큰일을 보는데도 변비 |

75 • **배변 활동** | 최고의 해독 작용 |

78 • **대변 척도** | 매일 관찰하는가 |

82 • **신장 해독** | 신장 기능을 높이는 법 |

86 • **사우나 해독** | 피부도 배설 기관 |

89 • **심호흡** | 몸속 이산화탄소 배출 경로 |

93 • **감정 해독** | 스트레스 해소하는 무기 |

3장 소박한 밥상의 힘

99 • **최고의 양생술** | 식욕 다스리기 |

103 • **적게 먹는 식사법** | 만국 공통의 인생철학 |

108 • **하루 세끼** | 고집할 필요 없다 |

111 • **식사 횟수** | 무엇을 먹느냐에 달렸다 |

115 • **간헐적 단식** | 먹는 시간과 먹지 않는 시간 |

118 • **규칙적인 식사** | 언제 먹을 것인가 |

121 • **당질 제한** | 정말 필요할까 |

124 • **당질 섭취량** | 뇌는 당을 원해 |

127 • **단백질** | 똑똑한 섭취법은? |

130 • **영양의 기본** | 우리에게 필요한 것 |

134 • 건강한 식사 | 영양 균형 좋은 끼니 구성 |

4장 소식 생활

141 • 소식의 핵심 | 당의 유혹에서 벗어나기 |

144 • 당질 제한의 역설 | 비워야 채울 수 있다 |

147 • 본 브로스 단식 | 영양 결핍 없이 굶기 |

151 • 단식 근력 | 당 없어도 대사 가능한 능력 |

154 • 크레셴도 단식 | 단계적으로 강도 높이기 |

158 • 운동 습관 | 자기 몸 이용하는 체중부하운동 |

161 • 걷기 습관 | 하루 7500보 실천하기 |

165 • 근육 단련법 | 작심삼일 인간을 위하여 |

175 • 수면의 힘 | 잠들기 전 루틴 만들기 |

178 • 습관의 뇌과학 | 몸에 각인시키는 시간 |

5장 건강에 대한 태도

183 • 초가공식품 | 먹고 싶은 게 몸에도 좋다? |

188 • 가짜 식품 | 초가공식품에 들어 있는 것들 |

191 • 글루텐 프리 | 빵 먹을 때 장에서 일어나는 일 |

195 • **장누수증후군** | 절대 악은 아니다 |

199 • **음식 불내성** | 몸에 맞지 않는 음식 |

203 • **장내 유익균** | 흙에서 자란 식품 먹기 |

207 • **에너지 음료** | 수명 단축하는 주범 |

211 • **에센셜 오일** | 상비해두고 틈틈이 사용하기 |

218 • **몸가짐** | 자세 의식하기 |

221 • **웃는 연습** | 오늘 몇 번 웃었는가 |

225 • **사고의 힘** | 만족을 아는 삶 |

에필로그 지속 가능한 소식 생활을 위한 5가지 제안 • 230

부록 이시구로 박사의 건강학교 좌담회 • 237

주 • 249

일러두기

❶ 인명이나 지명은 국립국어원의 외래어 표기법을 따랐습니다. 다만 일부 굳어진 명칭은 일반적으로 사용하는 명칭을 따랐습니다.

❷ 옮긴이 주는 괄호로 묶어 따로 표기했으며 그 외의 괄호 안 설명은 모두 지은이가 단 것입니다.

❸ 원서에서는 본문에 출처 표기가 되어 있으나 한국어판에서는 번호를 붙이고 후주로 처리했습니다.

1장

양생의 철학

장수 메커니즘
덜 먹으면 더 오래 산다

과식하지 않고 건강하게 먹으며 절도 있는 식습관을 실천하자. 이 책의 메시지를 한마디로 요약하면 이렇게 말할 수 있다. 그렇다면 절도 있는 식습관이란 무엇일까? 마음 내키는 대로 먹고, 귀찮아서 운동하지 않고, 늘 수면 부족에 시달리고, 폭식과 폭음으로 스트레스를 해소하는 무절제한 생활 방식에 대해 절도 있는 태도를 익혀야 한다는 뜻이다.

본론으로 들어가기 전에 과학적으로 수명을 늘리는 효과가 있다고 입증된 생활 습관부터 살펴보자.

- 식사 열량 제한하기[1]

- 과일, 채소, 통곡물 등 식물 위주로 식사하기[2]
- 하루 15분 운동하기(수명 3년 연장하는 효과가 있다)[3]
- 사회와 관계를 맺고 공동체 일원으로 참여하기[4]
- 매일 7~8시간 수면하기[5]
- 마음챙김 혹은 명상 실천하기[6]

다양한 실험에서 식사 열량을 제한하는 소식이 수명을 연장한다는 사실이 일관되게 증명되었다. 효모 연구에서는 세 배, 쥐 실험에서는 30~50퍼센트 수명이 늘었다.[7] 면역 조사에서 장수하는 사람은 식사를 적게 먹는 경향이 있다는 사실이 드러났지만, 사람 대상 실험에서는 식사 열량 제한이 직접적으로 수명 연장으로 이어진다는 점이 증명되지 않았다. 그러나 식사 열량을 제한하면 비만에 걸리지 않아 결과적으로 장수하리라는 점을 쉽게 유추할 수 있다.[8]

'먹는 양을 줄여 장수하는 메커니즘'이란 도대체 어떤 것일까?

늙지 않는 법
건강 보조제를 먹는다?

건강 보조제를 접하면 먹고 싶다는 생각이 드는가? 미국에서는 노화 방지 제품 시장이 연간 몇백억 달러 규모로 조성되어 있다. 여기서 말하는 노화 방지 제품에는 화장품, 미용 기구 등 다양한 종류가 있으며 영양제도 인기다. 그중 최근 몇 년 사이 가장 주목을 받는 것은 NMNNicotinamide MonoNucleotide(니코틴아마이드 모노뉴클레오타이드)이다.

우리 몸속 세포에는 에너지 대사와 DNA 복원, 유전자 발견 등 여러 중요한 과정에 관여하는 NAD+Nicotinamide Adenine Dinucleotide(니코틴아마이드 아데닌 다이뉴클레오티드)라는 보조 효소가 들어 있다. 동물 실험에서는

NAD+가 늘어나면 노화 징후가 개선되고 만성질환 위험이 줄어든다는 결과가 나왔다.[9] NMN은 NAD+를 빠르게 증가시킨다.[10] 이런 이유로 NMN이 항노화 효과가 있다는 사실이 알려지면서 많은 관심이 집중되고 있다. 실제로 동물 실험에서는 NMN이 노화를 예방한다는 결과가 나왔다.[11]

NAD+가 노화 방지와 장수 효과가 있다는 메커니즘은 시르투인sirtuin이라는 단백질의 활성화를 상정한다.[12] 장수 유전자라는 이름과 함께 여러 방송에서 다루어져 많은 사람이 알고 있는 시르투인은 손상된 유전자를 복원하고 염증을 억제하는 기능을 한다. 따라서 시르투인 활성화는 건강한 노화의 필수 조건이라 할 수 있다.[13]

NMN 보조제를 먹은 결과 NAD+가 늘어나 노화 방지와 장수로 이어진다면, 마다할 이유가 없다며 NMN 보조제를 먹는 사람이 늘고 있다. 그러나 NMN 보조제는 매우 값비싼 것도 많다. NAD+는 원래 비타민B3 대사로 생성되는 물질이다. 몸속에 비타민B3가 존재한다면 기본적으로 몸이 기능하는 한 바닥날 일이 없다.

연구자들은 NMN이 재빠르게 NAD+로 합성되기 때

문에 비타민B3를 먹는 것과는 비교되지 않을 만큼 효과가 뛰어나다고 주장할지 모른다. 그러나 몸속에서 이루어지는 대사 경로는 관계성을 유지하며 서로 조화를 꾀한다. 특정 물질을 증가시키려고 대사 경로를 활성화하면 장기적으로 몸속에서 지나치게 늘어나지 않도록 스스로 조절, 즉 비활성화하므로 계속해서 이점을 얻을 수 없다.

그런 값비싼 보조제를 먹을 바에는 차라리 생레몬이나 목초 먹인 소에서 얻은 기 버터ghee butter(버터에서 단백질을 제거한 것)나 유기농 채소를 먹는 편이 훨씬 더 확실한 건강 효과를 볼 수 있다. 애초에 시르투인을 활성화하려면 열량을 제한하는 것만으로도 충분하다. 이는 열량 제한이 수명에 영향을 미치는 메커니즘의 하나로 보인다. 값비싼 건강 보조제를 먹기보다 식사 열량을 줄이는 편이 장기적으로 부작용을 걱정할 필요도 없을뿐더러 경제적이며 가장 확실한 장수법이 아닐까?

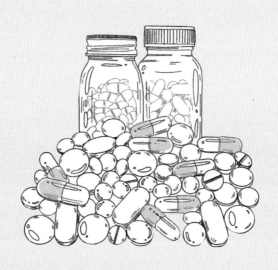

노화에 대한 태도
오래 사는 것도 못 할 노릇?

뜬금없는 질문이지만, 당신은 오래 살고 싶은가? 지금으로부터 10년 전, 나도 이 질문을 받은 적이 있다. 그때는 "오래 살고 싶은 생각은 없다"라고 대답했다. 그러나 지금 같은 질문을 받는다면 "오래 살고 싶다"라고 분명하게 말할 것이다. 이렇게 생각이 바뀐 데는 나름의 이유가 있다.

사람들은 노화에 대해 다양한 이미지를 가지고 있다. 일본 후생노동성에 따르면, 2019년 일본인의 평균수명은 남성이 81.41세, 여성이 87.45세 전후를 기록하며 꾸준히 증가해왔다. 그러나 인생 말년에 이르러 남성은 8.8년, 여성은 12.4년을 누워 지내거나 돌봄을 받는 등 일상생활을 하는 데 여러 가지 어려움과 불편을 겪었다.

노후에 제 한 몸 건사하지 못하고, 걷거나 일어서는 간단한 동작조차 여의치 않은 모습을 떠올리면 자연스럽게 '오래 사는 것도 못 할 노릇이지'라는 생각이 들게 마련이다.

그러나 노화를 예방하는 방법을 알면 어떨까? 나이 들어도 허리와 다리가 튼튼하고, 제 한 몸을 건사할 수 있으며, 두뇌가 명석하다. 머리 회전이 빠르고, 새로운 아이디어가 마구 떠오른다. 매일 힘이 넘쳐나며, 지금까지의 경험을 살려 새로운 일이나 취미를 시작한다. 지인이나 직장 동료로부터 존경을 받는다. 이런 상황이라 해도 '장수 따위 하고 싶지 않다'라는 생각이 들까?

나는 당신이 오래 살고 싶다고 생각했으면 좋겠다. 내가 오래 살고 싶다고 생각하게 된 계기는 사업을 시작해 회사를 세우고 나서였다. 몸이 만신창이가 되면서 건강이 눈에 띄게 나빠지자 그때부터 몸 관리에 신경 쓰게 되었다. 그리고 건강 상태가 좋아지자, 나처럼 건강 문제로 고민하는 사람들에게 힘이 되고 싶다는 생각에 소셜미디어를 통해 내 경험을 공유하기 시작했다.

외과의사로서 대학병원에서 근무하던 시절에는 어제 같은 오늘이 반복되면서 삶의 즐거움을 맛보지 못했다. 그러나 지금은 이제껏 한 번도 경험한 적이 없는 새로운 자극을 받으며 하루하루 매우 즐겁게 보내고 있다. 이런 나날이 계속된다면 오래 살고 싶다.

그렇다고 모든 사람이 마음속에 새로운 목표를 품고 사업을 시작할 필요는 없다. 마음속 깊은 곳에 자리하는 이제껏 하고 싶었지만 못한 일, 내내 참아온 일에 도전해보면 어떨까. 나이 들어 누군가를 돌보거나 자원봉사 활동을 하는 것도 멋진 일이다. 지금 시점에서 삶의 목표를 찾지 못하고, 앞날이 보이지 않더라도 크게 문제될 것은 없다.

매일 새롭고 재미있는 일을 하거나, 누군가를 돌보거나, 어떤 일에 도전하려 해도 몸이 건강하지 않으면 뜻을 이룰 수 없다. 그러므로 일단 아무 생각하지 않고 건강부터 되찾아야 한다. 건강이 좋아지면 자연스럽게 삶의 목표가 보이기 시작하고, 오래 살고 싶다고 생각하게 된다.

오래 살려면 어떻게 행동해야 할까?

근력 강화
건강수명 연장 비결

오래 살고 싶어도 몇 년씩 병상에 누워 지낸다면, 더 이상 살고 싶은 마음이 들지 않을 것이다. 장수의 조건에서 건강수명(평균수명에서 질병으로 앓아누운 기간을 제외한 기간 - 옮긴이)이 연장되는 것, 다시 말해 나이 들어서도 몸놀림이 자유로운 것은 매우 중요하다. 따라서 어떻게 하면 나이 들어서도 몸놀림이 자유로운 상태를 유지할 수 있을지 고민해야 한다.

'운동기능저하증후군'locomotive syndrome(로코모티브 신드롬)이라는 질병을 들어본 적이 있는가? 근력 저하와 관절 장애, 골절 등으로 누워 지내거나 보행이 어려워 돌봄이 필요한 상태를 가리킨다. 원인으로는 넘어져서 생긴 골절이나 관절 통증, 영양장애에 의한 근육 위축, 균형 기능 저하 등을 들 수 있다. 질병이 진행되면 걷거나 일어서기가 어려워지고, 일상생활이 제한되어 장기적으로 간병을 받아야 한다.[14]

운동기능저하증후군을 예방하려면 일찍부터 근력을 단련하는 습관을 길러야 한다. 노화로 근육량이 감소해 근력이나 신체 능력이 저하된 상태를 그리스어로 '사르코페니아' sarcopenia (근육감소증)라 한다. 일반적으로 근육량은 50세에서 75세 사이에 약 25퍼센트가 줄어든다.[15] 이런 근육량 감소 현상은 30세 전후 현저하게 나타나며, 60세까지 매년 250그램g씩 근육이 손실된다. 그와 동시에 지방량은 매년 500그램씩 늘어나기 때문에 체중 변화는 크지 않지만, 근력은 현저하게 떨어진다.[16] 고령자는 물론 40~50대도 사르코페니아를 예방하기 위해 매일 근력 운동을 열심히 하지 않으면 운동기능저하증후군을 피할 수 없다.

건강하게 장수하는 데 필요한 조건은 근력을 유지하는 것이다. 앞서 장수의 조건으로 식사 열량을 제한하는 것이 중요하다고 이야기한 바 있다. 열량을 제한하면 자칫 근력이 떨어질까 우려할지 모른다. 실제로 열량을 제한하면 근육량이 떨어진다. 신체비만지수BMI 30 이상인 18세부터 55세 사이 성인을 대상으로 실시한 체중 감량 프로그램에서 참가자들은 하루 섭취 열량을 400킬로칼로리kcal로 제한하는 식단을 8주간 유지했다. 그사이 체중은 평균 7.1킬로그램kg이 줄었고, 체중에서 체지방을 제외한 수치인 제지방체중도 1.6킬로그램 감소했다.[17] 그러나 열량을 제한하더라도 주 3일 근력 운동을 한 참가자들은 근력과 근지구력이 향상되었다.[18]

이 같은 근력 유지 효과는 단식을 병행하면 더 오래 간다. 앞서 소개한 체중 감량 프로그램에서 하루 섭취 열량을 400킬로칼로리로 제한하는 대신 격일로 단식을 하면(하루는 마음껏 먹고, 다음 날은 24시간 먹지 않는다) 체중은 더욱 감소하는(8.2킬로그램) 반면, 제지방체중은 제한식을 할 때보다 적게 줄어들었다(1.2킬로그램). 단식 초기에는 근육을 비롯한 단백질 분해 작용이 활발하게 이루어지지만 시간이 지날수록 효과가 떨어진다.[19]

단식과 운동을 병행하면 열량을 제한하면서 근력을 유지할 수 있다.

단백질의 진실
정말 건강에 좋을까

몸속의 모든 대사 반응은 효소를 매개로 이루어진다. 하나하나의 화학반응에 특이한 한 가지 효소가 반응한다. 우리 몸속에는 약 2천 가지 효소가 존재한다. 효소는 단백질로 이루어져 있으므로 단백질이 세포에 중요한 물질이라는 사실을 알 수 있다. 많은 사람이 달걀, 고기, 유제품 등의 단백질과 프로틴 파우더를 매일 의식적으로 섭취하는 것은 이런 이유 때문이다.

단백질은 효소뿐 아니라 근육과 뼈 등 우리 몸의 기본 구조를 이루는 주요 성분이기도 하다. 그럼 단백질을 많이 섭취하면 몸에 좋을까?

우리가 단백질을 섭취하면 가장 먼저 위에서 소화가

이루어진다. 위벽에서 펩신이라는 소화효소가 분비되는데, 소화효소가 작용하려면 적절한 산성도pH가 갖추어져야 한다. 펩신은 pH 1~3의 강산성 상태에서 활성화된다.

사람은 나이 들수록 위 점막이 위축되면서 위산 분비 능력이 떨어진다. 대표적인 원인으로 위나선균(헬리코박터 파일로리균) 감염을 들 수 있다. 위나선균은 염기성인 암모니아를 분비해 위산 분비 능력을 떨어뜨린다. 게다가 위나선균이 존재하면 만성 염증이 생겨 위산을 분비하는 조직이 위축된다.

위산 분비 능력이 떨어지면 어떤 일이 벌어질까? 위나선균에 감염된 사람(50대 이후에는 80퍼센트 이상 해당된다)은 물론 한 번도 감염된 적이 없는 사람도 나이 들면 다량의 단백질을 분해하기 어렵게 된다. 단백질은 위를 통과한 뒤 췌장의 소화효소, 장내 세균이 분비하는 효소에 의해 분해된다. 당연히 췌장의 소화효소 분비 능력도 나이 들수록 떨어진다. 젊은 시절에는 고기를 먹어도 아무렇지도 않았는데, 나이 들면 조금만 먹어도 속이 부대끼는 것은 이런 이유 때문이다.

단백질 분해 능력이 떨어진 상태에서 몸에 좋다고 단백질을 잔뜩 먹으면 어떻게 될까? 단백질이 분해되면 가장 먼저 아미노산이 여러 개 결합한 화합물인 펩타이드가 된다. 최종적으로 펩타이드는 작게 분해되어 아미노산 형태로 체내에 흡수된다.

그러나 단백질 분해 능력이 떨어진 상태에서는 소화 흡수되지 않은 펩타이드가 대량 장속에 그대로 남아 있게 된다. 이런 펩타이드는 대장에서 장내 세균에 의해 부패된다. 그 결과 암모니아와 아민, 인돌indole 등의 물질이 만들어진다.

암모니아는 소변 냄새의 원인이 되고, 아민은 생선 비린내 같은 고약한 냄새를 만들며, 인돌은 대변 냄새를 이루는 요소다. 이런 물질들이 증가하면 대변 냄새가 어떨지 어렵지 않게 상상할 수 있다. 대변 속 암모니아의 양은 단백질 섭취량에 비례한다.[20] 소변이나 호흡에서도 장에서 흡수된 암모니아와 아민, 인돌 등이 검출된다. 소변 냄새, 입 냄새의 원인이다.

소화 흡수력
한여름 뙤약볕 아래 달걀을 두면

한여름 뙤약볕 아래 날달걀을 둔다고 상상해보자. 기온은 섭씨 37도, 습도는 60퍼센트인 상태에서 날달걀을 몇 시간 동안 두면 어떻게 될까? 엄청 고약한 냄새가 날 것이다.

식사 이후부터 배변까지 걸리는 시간을 '장 통과 시간'이라 한다. 음식물이 대장 전반부에서 후반부를 통과하는 데 걸리는 시간을 조사했더니 변비가 없는 남성은 평균 7.2시간, 변비가 없는 여성은 31.8시간으로 나타났다.[21] 반면 변비가 있는 여성은 평균 장 통과 시간이 무려 110시간이 걸렸다. 단백질이 5일 가까이 장속에 머물러 있는 것이다. 변비가 있는 여성은 일주일 전에 먹은 것을 배변한다고 해도 전혀 이상하지 않다.

앞서 이야기한 기온 37도, 습도 60퍼센트 조건은 장 내 환경과 동일하다. 한여름 뙤약볕 아래 둔 날달걀처럼 장속에 5일 이상 소화되지 못한 단백질이 남아 있다면 건강에 좋을 리 없다.

주변에서 단백질을 많이 먹을수록 좋다고 권장하는 식사법을 쉽게 접할 수 있다. 고기와 치즈를 많이 먹고 당질을 제한하는 식사법, 지방을 없앤 닭가슴살을 많이 먹는 식사법은 그 사람의 단백질 분해 능력을 전혀 고려하지 않은 것이다. 우리 몸은 무엇을 먹었느냐보다 무엇을 얼마나 분해해서 어느 정도 흡수했느냐가 더 중요하다.

육식을 즐겨 먹으면 대변 냄새가 지독해진다. 대장까지 도달한 음식물에서 나온 단백질이나 펩타이드류가 늘어나고, 장내 펩타이드 분해물인 부패 산물이 증가하기 때문이다. 특히 위산 분비를 억제하는 약을 먹는 사람은 단백질 흡수 능력이 현저히 떨어진다. 이 경우 장내 세균에 의한 부패가 심해져 소변 속 부패 산물 농도가 올라간다.[22] 이 부패 산물이 늘어나면 다양한 형태로 건강 상태가 나빠진다.

단백질을 많이 먹는 것과 관련해 한 가지 생각해볼 만한 데이터를 소개한다. 미국 연구자들이 50세 이상 남녀 6381명을 18년간 추적 조사해 단백질 섭취량과 사망률 관계를 살폈다.[23] 섭취 열량 중 단백질이 차지하는 비중이 20퍼센트 이상(고단백군), 10~19퍼센트(중단백군), 10퍼센트 미만(저단백군)의 세 집단으로 나누어 조사한 결과, 고단백군은 저단백군에 비해 암으로 사망할 위험이 4.3배 높은 것으로 나타났다. 이 실험에서 실험 대상자들이 섭취한 단백질은 달걀, 고기, 유제품 등 동물성 단백질이 대부분을 차지했다.

50~60대에서는 중단백군에서도 암 사망률이 세 배 상승했다. 반면 65세 이상 연령대에서는 고단백군에서도 암 사망률이 0.4배에 불과해, 고단백군이 암으로 사망하는 경우가 적다는 결과가 나왔다. 젊은 시절에는 단백질, 특히 동물성 단백질 섭취에 주의해야 한다는 이야기다.

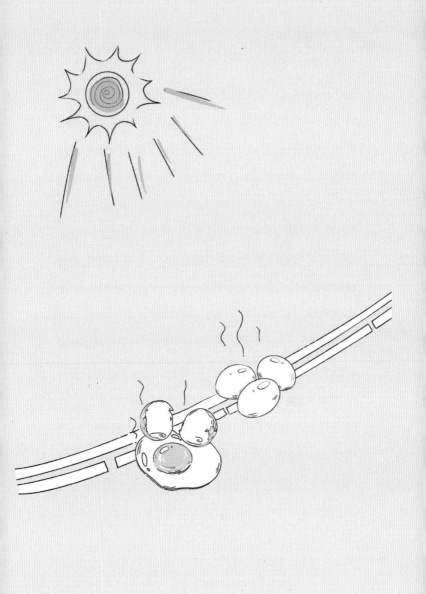

블루존의 비밀
먹는 것보다 더 중요한 것

일본에서 장수하는 사람이 가장 많은 지역은 오키나와 현이다. 세계적으로 장수하는 사람들이 많이 사는 특별한 지역이 다섯 군데가 있다. 그 지역들을 '블루존'blue zone이라 하는데, 90세는 물론 100세가 넘는 백세인cen-tenarian과 110세가 넘는 초백세인supercentenarian이 다수 살고 있다.

세계 5대 블루존은 그리스 이카리아, 이탈리아 사르데냐, 미국 로마린다, 코스타리카 니코야, 그리고 일본 오키나와다. '블루존'이라는 이름은 최초로 발견된 장수 마을인 이탈리아 사르데냐섬의 위치를 지도에 파란색 매직펜으로 표시한 데서 유래했다.

사르데냐섬 주민이 100세까지 살 확률은 전 세계 다른 지역 주민의 열 배 이상 높으며, 로마린다 지역 주민은 미국인 전체 평균 연령보다 10세 이상 오래 산다. 그리스 이카리아섬에서는 세 명 중 한 명이 90세 이상 장수한다. 오키나와현은 전 세계에서 장수하는 여성이 가장 많이 사는 곳으로 유명하다.

세계 5대 블루존을 면밀하게 분석했더니 '장수 비결'이라 할 만한 아홉 가지 공통점을 발견할 수 있었다.

- 평소 몸을 자주 움직인다
- 보람된 삶을 추구한다
- 스트레스를 피한다
- 배부를 때까지 먹지 않는다
- 채소 중심 식생활을 유지하고, 고기와 가공식품을 적게 먹는다
- 음주는 소량만 한다
- 신앙에 기반한 공동체에 속해 있다
- 도움을 주고받는 동료가 있다
- 가족을 소중히 여긴다

이 아홉 가지 장수 비결은 세계 장수촌 사람들의 생활 습관으로 '블루존 9'이라 부른다. 식사 습관으로는 과식하지 않는 것과 채소 중심 식생활, 과음을 피하는 것을 들 수 있다. 동료, 가족, 지인과의 대화나 보람된 삶을 추구하는 것 등 식생활 이외의 요소도 거론된 점을 보면, 장수 비결에서 먹는 것보다 더 중요한 것이 있다는 사실을 깨달을 수 있다.

오키나와에는 '모아이'模合라고 하는 독특한 풍습이 있다. 서로 믿을 만한 사람끼리 소규모 공동체를 조직한 뒤 매달 일정 금액을 모아 경제적인 도움을 주고받고, 한 달에 한 번 다 함께 모여 음식을 나누어 먹으며 친목을 다진다. 고독을 느끼지 않고 사회에 귀속되어 있다는 의식을 갖는 것이 장수에 큰 영향을 준다는 사실을 알 수 있다.

오키나와에 사는 여성 고령자들의 식생활은 어떨까?

녹슬지 않는 몸
산화 스트레스 해소하기

이제부터 소개할 오키나와 고령자의 식생활 데이터는 종전 직후의 것인 만큼, 식생활이 매우 검소하리라는 점을 어느 정도 예상할 수 있다.

오키나와 고령자의 식사는 대부분 쌀이 아니라 고구마(자색고구마)가 주를 이룬다. 식사의 60퍼센트 이상은 고구마를 비롯해 죽순, 무, 여주 같은 채소가 차지하고, 33퍼센트는 곡물로 수수가 많고 쌀은 적게 먹는다. 생선, 고기 등 동물성 단백질은 거의 섭취하지 않으며, 두부, 된장, 낫토, 풋콩 등 콩류의 식물성 단백질은 5퍼센트 정도로 소량에 불과하고, 지질은 거의 먹지 않는다.

일반적으로 식사는 대부분 탄수화물(당질과 식이섬유)

이라는 점을 고려하면, 단백질이나 지질 섭취량은 장수에 그다지 큰 영향을 미치지 않는 모양이다. 신선채소와 비타민E가 풍부한 고구마, 항산화물질이 풍부한 강황 등을 섭취하는 것이 장수 비결일 수 있다.

현재 오키나와 식사는 고도로 서구화되어 있으며, 젊은 사람과 고령자의 식사법이 전혀 다르다.[24] 실제로 지금 오키나와에서는 베이컨, 햄, 살라미, 스팸, 소시지 등 가공육을 섭취하는 비율이 높고, 남녀 모두 50대 이후에는 신체비만지수 25 이상인 비만인이 차지하는 비중이 일본 평균을 크게 웃돌고 있다.

이들의 생활상을 살펴보면, 주 3~4회 이상 저녁 식사 후에 먹고 마시는 만성적인 열량 과잉 섭취가 습관화되어 있다 보니 비만을 해소하기도 쉽지 않다. 규칙적으로 운동하는 사람은 남녀 모두 3분의 1 정도에 불과하다는 조사 결과도 있다.

실제 연구에서도 오키나와 초고령자와 그 외 세대는 몸의 손상 정도를 보여주는 지표인 산화 스트레스(생체 내 활성산소가 증가해 산화 균형이 무너짐으로써 발생하는 스트레스-옮긴이) 비율이 전혀 다른 것으로 나타났다.[25]

오키나와에 사는 백세인 139명(남성 30명, 여성 109명)을 대상으로 실시한 이 연구에서는 고구마를 비롯해 항산화물질이 풍부한 식품 섭취가 몸속 산화 스트레스를 덜어주는 것으로 가정했다. 이를 확인하기 위해 산화 스트레스 지표인 혈액 속 과산화지질 수치를 연령대별로 측정해 비교했다. 조사 결과, 백세인의 혈액 속 과산화지질 수치는 다른 연령대의 그것과 비교해 압도적으로 낮은 것으로 나타나, 과산화지질 수치가 낮은 사람이 100세 이상 장수할 가능성이 크다는 사실을 알 수 있었다.

반면 젊을수록 과산화지질 수치가 높아 앞으로 오키나와 사람들은 장수를 기대하기 힘들 것으로 보인다. 항산화 작용을 하는 비타민E 농도를 측정해보았더니 백세인은 세포 내 비타민E 함유율이 높은 것으로 나타났다. '어떻게 해야 몸이 녹슬지 않을까', 즉 '어떻게 해야 산화 스트레스를 잘 처리할 수 있을까'가 장수의 열쇠인 것이다.

● 오키나와 지역 남녀 연령대별 혈청 과산화지질 수치 비교 ●

(단위: nmol/ml)

	20대	30대	70대	80대	100세 이상
남성	3.34	4.06	3.15	2.92	1.49
여성	3.18	2.95	3.56	2.90	1.72
남녀	3.26	3.51	3.36	2.91	1.61

항산화물질
백세인 식단의 공통점

일본인의 평균수명을 기록적인 수준으로 끌어올린 연령층은 60세 이상이다. 그 연령대 사람들은 20~30대 청년기에 지금의 젊은이들처럼 패스트푸드나 편의점 도시락을 즐겨 먹지 않았다. 아침은 밥과 된장국으로 소박하게 먹었고, 기름진 식사는 거의 하지 않았다. 그러나 1950년대에 들어서면서 일본인의 식사는 크게 바뀌었고, 식생활 서구화와 함께 생활습관병 발병률이 증가했다. 현재 20~30대의 서구화된 식습관을 보면, 장수 대국 일본이 이대로 유지될지 의문이다.

오키나와 백세인의 식생활 데이터를 보면, 평소 항산화물질을 섭취하는 것이 얼마나 중요한지 분명하게 알 수 있다. 세포 내에 존재하는 미토콘드리아는 우리 몸속 에너지를 생산하는 공장이다. 미토콘드리아는 혈액에서 산소를 흡수해 에너지로 변환하는데, 이때 프리라디칼 free radical 이라는 활성산소가 생성된다.

프리라디칼이 노화를 촉진한다는 이론이 1956년 제창된 이후 이를 뒷받침하는 많은 연구가 발표되었다.[26] 프리라디칼에 의한 산화 스트레스로 가장 큰 손상을 입는 기관은 지질로 구성된 세포막이다. 지질이 손상되어 과산화지질이 됨으로써 세포 기능과 질이 떨어지고 노화한다.

백세인은 세포막 내에 항산화물질(비타민E)이 풍부해 세포 노화 속도를 억제할 수 있는 것으로 보인다. 그러나 아무리 장수에 좋다고 하더라도 항산화물질이 풍부한 고구마를 주식으로 삼는 것은 비현실적이다. 오늘날에도 실천할 수 있는 식생활을 선택할 필요가 있다. 또 항산화물질만 계속 먹을 수 있는 사람은 극히 소수에 불과하다.

현실로 눈을 돌려보면, 사회는 크게 건강을 지향하는 사람과 그렇지 않은 사람으로 양분된다. 건강을 지향하지 않는 사람은 즉석식품과 과자, 패스트푸드를 즐겨 먹고 에너지 수준을 떨어뜨린다. 거꾸로 에너지 수준이 높은 사람은 그런 유혹에 굴복하지 않고 몸에 좋은 식습관을 유지한다. 이 차이는 어디에서 비롯될까?

흔히 사람을 습관의 동물이라 한다. 우리는 몸에 밴일은 힘들이지 않고 할 수 있지만, 그렇지 않은 일을 할 때는 많은 노력이 필요하다. 자동차 학원에서 면허를 딸 때는 구내에서 차를 운전하기만 해도 긴장되어 녹초가 되지만, 운전 솜씨가 좋아지면 먹거나 마시면서 때로는 휴대전화를 한 손에 쥔 채로도 운전할 수 있다. 습관이라는 것은 일종의 '익숙함'이다.

항산화물질을 먹는 것도 습관이 되지 않으면 계속하기 힘들다. 익숙해질 때까지 계속해서 습관으로 굳히기 위한 노력이 필요하다.

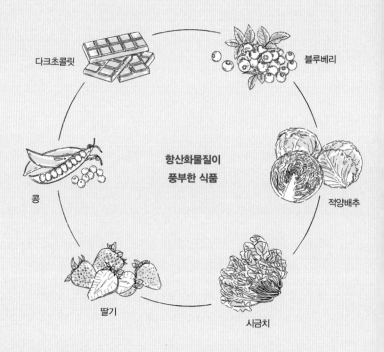

다크초콜릿

블루베리

콩

항산화물질이
풍부한 식품

적양배추

딸기

시금치

초동의 힘
건강한 습관 실천하기

새로운 일을 할 때 사용하는 뇌 영역과 습관화된 행동을 할 때 사용하는 뇌 영역은 서로 다르다.

새로운 일을 할 때는 주로 전전두엽이라 불리는 뇌 영역을 사용한다. 전전두엽에서는 과거와 현재의 기억, 앞으로 일어날 일에 대한 기대, 미래 전망 등 고도로 정교한 정보를 처리한다. 이 부위는 의식적인 사고뿐 아니라 아무것도 하지 않을 때도 계속 일한다.

업무 중에 문득 전혀 관계없는 일을 떠올린다거나 하는, 딱히 주의를 기울일 필요가 없는 일을 하는 가운데 정처 없이 오가는 사고를 '마인드 원더링'mind wandering[27] 이라 한다. 전전두엽에서는 마인드 원더링이 이루어지면서 뇌 에너지를 계속 사용한다.

이에 반해 습관화된 행동을 할 때는 주로 대뇌 기저핵이라 불리는, 발생 단계상 오래된 영역을 사용한다. 이부위에서 관장하는 행동을 할 때는 강한 의지력이 필요하지 않다.[28]

사람은 머리로 안다고 해서 반드시 행동으로 옮기는 동물이 아니다. 채소와 과일이 몸에 좋다는 사실을 논리적으로 잘 알고 있어도 식습관을 바꾸는 사람은 많지 않다.

매일 다섯 컵의 과일과 채소를 섭취하자는 'Take 5' 프로그램이 미국 전역에서 시행되었다. 연구자들은 참가자들에게 매일 그만큼의 과일과 채소를 왜 먹어야 하는지 그 중요성을 설명했고, 참가자 35퍼센트가 마땅히 실천해야 하는 일임을 받아들였다. 그러나 얼마 후 실제로 무엇을 먹었는지 조사한 결과, 목표를 달성했다고 보고한 사람은 11퍼센트에 불과했다.[29] 논리와 설명은 사람들의 단기적인 생각을 바꿀 수 있지만, 습관적인 행동을 바꾸지는 못한다.

의식적으로 하는 행동과 습관으로 굳어진 행동을 하

는 데 필요한 에너지의 양은 전혀 다르다. 무거운 물건을 움직일 때처럼 일단 움직이기 시작하면 큰 힘을 들이지 않아도 되지만, 처음 움직이기까지 많은 힘이 필요하다.

어떤 행동을 습관으로 굳히려면 처음에는 작은 행동을 의식적으로 반복해야 한다. 건강한 생활 습관을 실천하는 데도 이 초동의 힘에 주목해야 한다. 지칠 대로 지쳐 있고, 스트레스가 가득한 일상에서는 미래 지향적인 힘이 나지 않는다.

사람의 세포 활동은 단순해서 필요한 에너지를 얻고 불필요한 노폐물을 내보낼 뿐이다. 이 단순한 기능이 유기적으로 작동하면 세포는 활성 상태에 이르고, 세포 집합체인 우리 몸은 에너지가 가득한 상태를 유지할 수 있다.

에너지를 얻는 것과 노폐물을 내보내는 것은 건강한 세포를 유지하는 수레의 두 바퀴다. 특정 식품을 먹고 건강해져야겠다고 마음먹기 전에 몸속에 생긴 노폐물을 배출하는 데 집중해야 한다. 건강해지려면 노폐물을 몸 밖으로 배출하는 것이 필수라는 사실을 우리는 곧잘 간과한다.

몸속에서 불필요한 것, 독소를 내보내는 것을 '디톡
스'detox라 한다. 다음 장에서는 이에 대해 살펴보겠다.

2장

해독의 권유

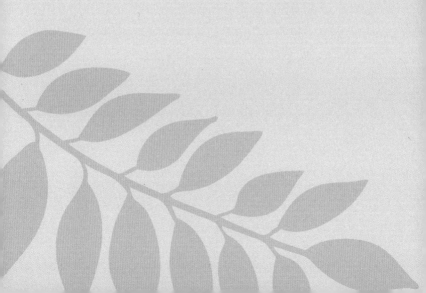

디톡스
해독도 매일 습관으로

디톡스라는 단어에 관심을 가져본 적이 있는가? 디톡스는 몸속에 쌓인 해로운 독성 물질을 배출한다는 뜻으로 사용된다. 이 단어는 영어의 detoxification(해독)에서 나온 말이다. 많은 사람이 음식이나 환경에서 다양한 독소를 흡수하고 있다고 여기고 몸속에 독소가 쌓여 있으리라 생각한다. 그 때문에 효소 음료나 차 등을 파는 웹사이트, 단식원과 '디톡스'라는 단어가 나란히 놓여 있으면 자연스럽게 관심을 가지게 된다.

현대에는 독소를 완전히 피하기란 불가능한 일이다. 외부 환경은 물론 집 안의 벽지나 바닥재에서도 독소가 뿜어져 나온다. 건강해지려고 찾는 수영장 물속에는 몸에 해로운 염소가 다량 포함되어 있다. 우리가 살아 있는 한 독소에 계속 노출될 수밖에 없는 환경이다. 이런 세상에서 살아가려면 몸과 뇌를 해독하는 데 많은 관심을 기울여야 한다.

잘 분해되지 않는 독소는 몸속에서 지질에 용해된 형태로 쌓여 간다.[1] 당연한 이야기지만, 체지방이 많은 사람일수록 독소가 흡수되기 쉬운 까닭에 비만한 사람은 몸속에 독소가 심각하게 쌓여 있다고 해도 과언이 아니다. 더 심각한 문제는 세포 수준의 손상이다. 세포를 둘러싼 세포막은 인지질 등 지질로 구성되어 있으므로 세포 자체도 독소에 의해 손상될 수 있다.[2]

몸속 독소를 없애고 싶다면 다음 세 가지를 유의해야 한다.

- 몸속에 들어간 독소를 처리한다
- 몸속에서 생성되거나 혹은 이미 쌓인 독소를 처리한다
- 독소에 의해 손상된 세포를 처리한다

게다가 우리 몸속에서는 매일 새로운 독소가 생성되

고 있다. 시중에 유행하는 효소 음료를 마시는 것만으로 이 모든 독소에 대한 해독 작용이 이루어지기란 불가능한 일이다. 해독도 건강 습관으로 매일 실천해야 하는 일이라는 인식이 필요하다.

세포와 장기
해독의 두 바퀴

"그럼 이제부터 해독하는 방법을 가르쳐 드리겠습니다!"

이렇게 말하면 대단한 비법을 기대하며 상상의 나래를 마구 펼칠지 모른다. 어떤 특별한 약이나 특수한 장치를 기대하는 사람도 있을 것이다. 그러나 해독하는 방법은 맥 빠질 만큼 간단하다.

해독을 하는 것은 내 몸이고, 내 세포다. 세포는 1년 365일에 걸쳐 독소나 불필요한 물질을 분해하고 대사한 뒤 세포 밖으로 유도한다. 그런 다음 장과 간, 신장, 피부, 폐를 통해 몸 밖으로 내보낸다. 바꿔 말하면 우리는 대변과 소변, 땀, 호흡을 통해 매일 해독하고 있다.

몸속에 불필요한 물질, 즉 독소가 쌓였다면 이런 것들

을 처리하는 배설 기관의 기능이 떨어졌거나 혹은 배설 능력을 뛰어넘는 물질이 몸속에 유입되었다고 해석할 수 있다.

여기서 우리는 두 가지 해독을 생각할 필요가 있다. 하나는 세포 수준의 해독이고, 다른 하나는 장기 수준의 해독이다. 세포 수준의 해독은 세포 내에서 이루어지는 다양한 해독 경로 혹은 오래된 세포 처리 시스템에 대해 알아야 한다. 장기 수준의 해독은 배변과 배뇨, 발한, 호흡에 장애가 없는지 주목해야 하고 뇌도 살펴야 한다. 만성적인 스트레스는 면역력 저하와 심장질환, 위장 장애, 호르몬 장애 등 다양한 형태로 몸을 쇠약하게 만들기 때문이다.[3] 뇌의 디톡스, 즉 사고의 해독도 몸에 필요한 일이다.

장기 수준의 해독부터 살펴보자.

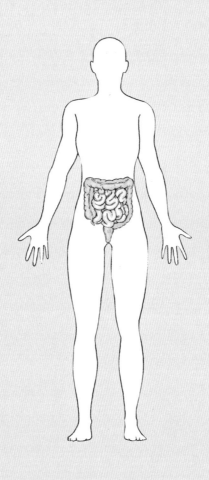

간 건강
몸속 장기를 지키는 보디가드

우리 몸속 최대 해독 기관은 간이다. 간은 세포 수준에서 독소를 중화해 독을 없앤다. 그럼 몸의 어느 부위에서 독소가 가장 많이 들어올까? 바로 장이다. 첨가물이나 보존료, 산화한 지질 등 식품에서 나온 염증 유발 물질, 소화가 덜 된 음식물 성분은 물론 장내 세균도 장에서 몸속으로 들어온다. 이렇게 흡수된 독소는 모두 장의 혈류를 타고 간으로 흘러간다.

한마디로 간은 필터 같은 장기다. 몸에 해로운 물질은 일단 모두 거른다. 세균 등 유해물질은 간 속에 존재하는 NK세포natural killer cell(바이러스에 감염된 세포나 암세포를 직접 파괴하는 면역세포로, '자연살해세포'라고도 한다 – 옮긴이)나 대식세포macrophage(동물 체내 모든 조직에 분포해 면역을 담당하는 세포로, '탐식세포'라고도 한다 – 옮긴이)가 처리한다.

앞서 이야기했듯이, 일반적으로 독소는 지용성인 까닭에 그대로는 배출되기 어렵다. 간에서 지용성에서 수용성으로 바뀌는데, 이때 '포합'抱合(몸속에서 유해물질이 다른 물질과 결합하는 일로, 해독 작용의 하나다 – 옮긴이)이라는 과정을 거쳐 독성이 제거된다.

수용성이고 독성이 없는 대사 산물로 바뀐 독소는 혈액으로 침투해 신장에서 소변으로 배설되거나, 간에서 담즙 형태로 장속에 직접 버려진다. 이후 피부를 통해 땀으로 배출되기도 하고, 호흡을 통해 기체 상태로 흘러나오기도 한다.

간은 몸속 장기를 지키는 보디가드 같은 존재다. 몸속에 들어온 독소를 가장 먼저 처리해 뇌와 심장 등 다른 장기에 도달하는 독성 성분을 대폭 줄여준다.

간이 대사하는 독소는 식사에서 비롯된 것만이 아니다. 신체 기능 혹은 대사 과정에서 생성되는 생물학적 독소라 불리는 것도 포함된다. 그런 생물학적 독소에는 다음과 같은 것이 있다.

- 암모니아: 아미노산은 우리 몸에 필요한 단백질을 생성하는 데 사용된다. 암모니아는 이 과정에서 생성되는 부산물이다. 일부 박테리아나 기생충도 몸속에서 암모니아와 결합한다. 몸에 해로운 물질인 암모니아는 간에서 요소로 분해된다.[4]

- 호르몬: 우리 몸은 호르몬을 배출함으로써 호르몬 균형을 적절히 유지한다. 호르몬은 간에서 담즙으로 배출되어 장속에 버려진다.[5]

- LPS: 그람음성균이라는 세균의 세포벽에는 LPS라는 내독소endotoxin(세균 내에 들어 있어, 몸 밖으로 분비되지 않는 독소 - 옮긴이)가 들어 있는데, 이 세균이 사멸할 때마다 장속에 LPS가 방출되어 몸속으로 흘러든다.[6]

- 곰팡이독: 욕실이나 천장 등에 생긴 검은곰팡이처럼 환경이나 식품을 통해 몸속에 흘러든 곰팡이는 미코톡신이라는 곰팡이독을 생성한다.[7]

간이 건강하지 않으면 어떻게 될까? 이런 독소들이 몸속에 쌓일 가능성이 크다는 점을 쉽게 상상할 수 있다. 암모니아나 호르몬 같은 생물학적 독소를 줄이기란 거의 불가능한 일이므로 간은 끊임없이 해독 작용을 한다. 이런 간을 돌보기 위해서는 평소 섭취하는 알코올, 각종 첨가물과 보존료가 들어 있는 가공식품, 내복약 등의 양을 잘 조절해야 한다.

변비의 정의
매일 큰일을 보는데도 변비

변비로 고생한 적이 있는가? 이 질문에 대한 답변으로 변비 여부를 판단하기란 어렵다. 의학적으로 변비에 대한 정의가 명확하지 않기 때문이다.

일반적으로 배변 횟수가 주 3회 이하인 사람을 변비라고 정의한다.[8] 그러나 배변은 매일 하는 것이 기본이다. 이틀에 한 번, 사흘에 한 번 배변한다면 변비임이 틀림없다. 어린 시절부터 일주일에 한 번 큰일을 본 까닭에 그것이 일반적인 예라 생각하고 자신이 변비라는 사실을 깨닫지 못하는 사람도 있다. 이런 이유로 변비 여부를 판단할 때 변비냐고 묻는 것은 의미가 없고, 대신 매일 큰일을 보느냐고 물어야 한다.

우리 몸은 생리적으로 '위 결장 반사' 작용이 일어나 위에 음식물이 들어가면 반사적으로 대장이 움직인다.[9] 변비인 사람은 이 반사 작용이 현저하게 저하된다는 특징이 있다.[10] 식사하자마자 화장실에 가고 싶다면, 장 움직임이 매우 좋다는 신호다. 식사 횟수와 똑같이 배변하는 것이 가장 이상적이다. 늘 무른 변을 보거나 설사로 배변 횟수가 잦다면, 장에 이상이 있다는 신호다.

매일 큰일을 보는데도 변비인 사람이 있다는 말에 깜짝 놀랄 수 있다. 사실 변비 여부는 배변 횟수만으로 판단할 수 없다. 먹은 것이 대변으로 나오기까지 시간이 얼마나 걸리느냐가 중요하다.

매일 배변을 하더라도 일주일 전에 먹은 음식이 나온다면, 뱃속에 일주일 넘게 대변이 쌓여 있었다는 뜻이다. 장속에 대변이 가득 차 있으면, 배변을 하더라도 조금씩 나올 뿐이므로 늘 배가 더부룩한 채 생활하게 된다. 최근에는 복부 CT(컴퓨터단층촬영)를 찍었더니 대장 안에 대변이 엄청나게 쌓여 있더라는 이야기도 그다지 신기한 일이 아니다. 현대인은 대체로 변비를 앓고 있다.

우리가 먹은 음식물은 위에서 소화되기 시작해 조금

씩 장으로 보내진다. 맨 처음 장으로 보내진 음식물은 3~4시간 만에 대장에 도달한다.[11] 위 속 내용물이 전부 배출되기까지는 약 4.5시간이 걸리므로,[12] 대략 7~8시간이 지나면 먹은 것이 전부 대장에 도달한다. 앞서 이야기했듯이, 음식물의 대장 통과 시간은 변비가 없다면 일본인 남성은 평균 7.2시간, 여성은 31.8시간이다. 바꿔 말하면 남성은 하루 만에, 여성은 이틀 만에 먹은 것이 몸 밖으로 나온다.

변비인 사람은 당연히 뱃속에 대변이 좀 더 오래 남아있게 된다. 변비인 사람의 음식물 대장 통과 시간은 평균 110.4시간으로 닷새 가까이 걸린다. 식사하고 나서 얼마 만에 배변이 이루어지는지 정확히 측정하기란 어렵지만, 간단한 방법으로 비트 테스트 beet test가 있다.

'빨간 무'라고도 불리는 비트는 뿌리를 먹는 채소다. 러시아에서는 육수에 비트를 넣고 끓인 보르쉬라는 수프를 즐겨 먹는다. 중간 크기 비트를 절반쯤 먹으면 붉은 변이 나온다. 식사한 후부터 붉은 변이 나오기까지 걸리는 시간을 재보면, 자신이 먹은 음식물의 대장 통과 시간을 대략 알 수 있다.

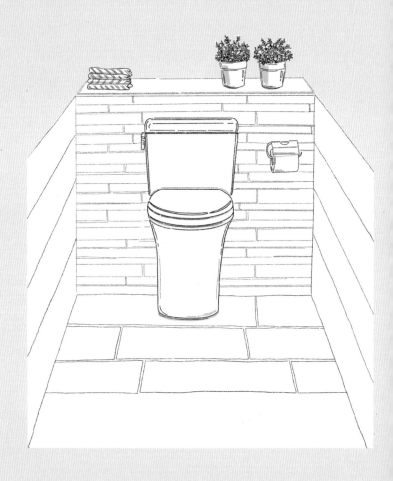

배변 활동
최고의 해독 작용

변기가 막혔는데 물을 내리면 어떻게 될까? 말할 것도 없이 변기 안에 있는 것이 흘러넘치게 된다.

간이 애써 처리한 독소는 몸 밖으로 확실하게 배출되어야 한다. 간은 담즙 형태로 독소를 무독화해 장속에 버린다. 그러나 변비로 장이 움직이지 않으면, 꽉 막힌 변기처럼 독소가 조금도 몸 밖으로 배출되지 않는다. 배출되지 않는 데서 끝나면 좋으련만 독소가 재흡수되어 몸속에 쌓이게 된다.

간은 최종적으로 '포합'이라는 처리 과정을 거쳐 독소를 무독화한다. 앞서 이야기했듯이, 포합은 서로 다른 화합물이 결합하는 작용이다. 여성 호르몬 에스트로겐은 글루쿠론산이라는 화합물과 결합해 활성이 없는 상태로 장속에 버려진다. 그러나 장내 세균 작용으로 글루쿠론산이 떨어져 나가면서 에스트로겐은 다시 활성화해 몸속에 재흡수된다. 바꿔 말하면 장내 세균은 에스트로겐을 다시 한번 흡수할지, 장속에 버릴지 결정하는 권한을 가지고 있다.[13]

이같이 에스트로겐에서 글루쿠론산을 분리해내는 장내 세균을 에스트로볼롬estrobolome이라 한다.[14] 최근 몇 년간 에스트로볼롬에 의한 에스트로겐 대사에 학계의 관심이 집중되고 있다. 에스트로겐은 또 다른 여성 호르몬인 프로게스테론과 함께 생리 과다와 극심한 생리통, 갱년기, 폐경 후 증상에 영향을 미친다. 많은 여성이 겪는 호르몬 불균형은 에스트로겐이 과다 분비되는 에스트로겐 우세증estrogen dominance 때문에 발생한다.

장내 환경이 나빠지면 에스트로겐 재흡수율이 높아진다. 에스트로겐이 과다 분비되면 유방암과 자궁내막암, 난소암 발병 위험이 커지고, 비만 등에도 영향을 미친다.[15] 실제로 유방암에 걸린 여성의 장내 세균은 건강한 여성의 그것과 다르다는 연구 결과도 있다.[16]

식이섬유가 풍부한 식사는 장내 에스트로볼롬 작용을 약화한다.[17] 식이섬유를 많이 먹는 채식주의자는 장 속에 버려지는 에스트로겐 양이 세 배나 많고, 혈중 에스트로겐 농도가 낮다.[18] 반면 식이섬유를 적게 먹어 배변 활동이 원활하지 않으면, 본래 버려졌던 에스트로겐이 다시 몸속으로 돌아오게 된다.

앞서 이야기했듯이, 과다 분비된 에스트로겐은 암을 일으키는 위험 인자다. 에스트로겐 농도는 남성에게도 영향을 미친다. 남성 호르몬이라 불리는 테스토스테론 일부가 에스트로겐으로 바뀐다. 호르몬 농도는 엄격한 균형을 유지해야 하므로 과다 분비된 에스트로겐이 테스토스테론 농도에 영향을 미칠 수 있다. 최근 의욕 저하와 성욕 감퇴 등 갱년기 증상을 호소하는 남성이 증가하는 것은 이 때문이다.

남성이나 여성이나 일단 장속에 버린 것은 어떻게든 몸 밖으로 배출해야 한다.

대변 척도
매일 관찰하는가

매일 배변을 하는가? 배변 활동을 좀 더 진지하게 대해야 한다. 대변이 대장 내에 정체되어 있을 때 어떤 변화가 일어날까?

장의 내강은 단 한 겹의 상피세포로 덮여 있을 뿐이다. 장 표면을 두껍게 덮고 있는 점액이 독소와 병원균 침입을 막는다. 변비에 걸리면 장내 염증이 생긴다. 염증이 계속되면 점액이 줄어들면서 독소가 침투하기 좋은 환경으로 바뀐다.[19] 변비 상태에서는 장내 상피세포 자체의 두께도 얇아져서 한층 더 쉽게 독소가 침입한다.[20] 잦은 독소 침입에 대비하기 위해 장의 면역 시스템이 계속 작동하게 된다.

변비로 지내는 것이 얼마나 무서운 일인지 어렵지 않게 상상할 수 있을 것이다.

몸속에서 해독이 제대로 이루어지고 있는지 알아보려면, 매일 배설한 대변을 관찰해야 한다. 간이 독소를 분해하더라도 대변으로 배출되지 않는다면, 몸속에서 해독 작용이 원활하게 일어나지 못하고 있다는 뜻이다.

외래 진료를 볼 때면 환자들에게 배변 사정을 물어보는데, 자기 대변을 관찰하지 않는다는 사람이 너무 많아 깜짝 놀라곤 한다. 변의 형태는? 색깔은? 성질과 상태는? 휴지로 닦았을 때 색깔은? 다 닦아내는 데 걸리는 횟수는……. 한 번 배변할 때마다 많은 정보를 확인해야 한다. 내가 배설한 대변의 성질과 상태, 즉 성상이 몸에서 이루어지는 해독 작용의 으뜸가는 기준점이기 때문이다.

대변의 성상이 좋은지 나쁜지를 판단할 때는 '브리스틀 대변 척도'Bristol stool scale라는 도구를 주로 사용한다.[21] 이상적인 대변의 성상은 다음 그림에서 유형 4의 '바나나 똥' 상태를 유지하는 것이다. 변 표면에 균열이 없고, 너무 딱딱하지도 너무 부드럽지도 않은 상태인지 배변할 때마다 관찰해야 한다.

변 색깔이 붉거나 희거나 푸른지도 관찰한다. 브로콜리 같은 진녹색 채소를 많이 먹으면 당연히 변도 푸른색이지만, 독소에 감염된 변도 푸른색을 띤다. 마찬가지로 출혈이 있으면 변에 붉은 기가 감돈다.

평소 자신의 대변 색깔과 성상을 기록하면, 사소한 몸상태 변화를 쉽게 감지할 수 있다. 배변은 해독의 기본이기에 제대로 나오지 않는다면 문제가 있다는 뜻이다. 대변이 딱딱하고 대굴대굴 굴러갈 듯한 상태라면, 수분이나 식이섬유 섭취량이 적다는 신호다. 대변에 기름이 끼어 있다면, 자신의 처리 능력을 뛰어넘을 만큼 지질을 많이 먹었다는 뜻이다.

설사약을 먹어야 큰일을 볼 수 있을 만큼 변비가 심한 사람도 있다. 약을 먹고 배변하는 데 거부감을 느끼는 사람도 있을 것이다. 그러나 설사약을 먹거나 관장을 하더라도 변을 배설하는 것이 변비 상태로 장속에 쌓아놓는 것보다 훨씬 낫다.

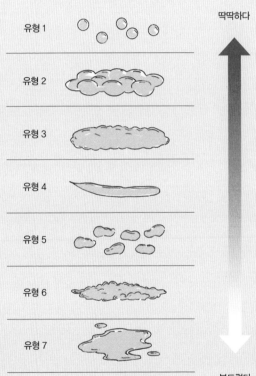

● 브리스틀 대변 척도 ●

유형 1

유형 2

유형 3

유형 4

유형 5

유형 6

유형 7

딱딱하다

부드럽다

신장 해독
신장 기능을 높이는 법

신장은 혈액에서 불필요한 성분을 걸러 오줌으로 배출하는 작용을 한다. 몸속에서 가장 큰 해독 기관은 간이지만, 신장도 해독에 상당한 역할을 한다. 심장에서 나온 혈액 중 4분의 1이 신장을 지나간다. 이때 몸속에서 발생한 암모니아와 요소, 요산, 크레아티닌creatinine(근육에서 생성되는 노폐물로 대부분 신장을 통해 배출된다 – 옮긴이), 간에서 지용성에서 수용성으로 바뀐 호르몬 대사물 등의 독소가 걸러진다.

신장은 나이 들수록 점점 기능이 떨어진다. 20세와 비교하면 60세는 신장 기능이 절반으로 떨어진 상태다. 이처럼 신장은 매년 해독 기능이 떨어지기 때문에 평소 잘 관리해야 한다.

신장에 가장 심각한 손상을 입히는 것은 탈수다. 탈수 증상이 나타나 혈액량이 감소하지 않도록 평소 수분을 자주 섭취해야 한다.[22] 몸속에 침입하는 독소를 줄이는 것도 중요하다. 특히 프라이팬에 사용되는 테플론(폴리테트라플루오로에틸렌)[23]이나 농약 성분 중 하나인 글리포세이트[24]는 신장에 심각한 손상을 입힐 수 있다. 무엇보다 신장에 가장 심각한 손상을 입히는 것은 비스테로이드성 항염증제 NSAID라 불리는 소염진통제다.[25] 3년 이상 소염진통제를 먹었다면, 심각한 신장 기능 장애를 일으킬 위험이 크다.

신장의 해독 기능을 높이려면, 신장을 달래주는 식품을 자주 먹어야 한다. 대표적인 것이 블루베리다. 블루베리의 항산화 성분인 안토시아닌은 장에서 유입되는 독소로부터 신장을 보호하는 작용을 한다.[26] 비트에 들어 있는 질산염은 혈관을 확장하는 효과가 있다. 비트는 동맥을 확장해 신장 혈류를 개선한다.[27] 그 밖에도 동물 실험에서는 은행잎,[28] 강황,[29] 생강[30] 등 주로 약재나 향신료로 쓰이는 항산화력이 있는 식물도 신장 기능을 개선하는 효과가 있는 것으로 나타났다.

　매일 레몬수를 마시는 것은 신장 기능을 높이는 가장 좋은 방법이다.

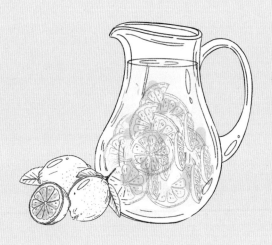

사우나 해독
피부도 배설 기관

사우나는 나이 든 아저씨 아줌마나 하는 것이라며 꺼리는 사람이 있을지 모른다. 우리 몸에서 피부도 배설 기관이라는 사실을 인지한다면, 사우나가 건강에 가져다주는 효과를 쉽게 이해할 수 있다.[31]

사우나 요법은 발한 작용을 통해 몸속 대사 폐기물과 환경 독소 배출을 촉진한다. 사우나로 몸 밖으로 배출되는 독소에는 비소와 납, 수은, 카드뮴, 비스페놀A, 프탈산에스테르(프탈레이트) 등이 있다.[32] 생활 환경에서 몸속으로 유입되는 비소와 납, 수은, 카드뮴 등의 중금속은 좀처럼 배출되지 않는다. 디메르캅토호박산DMSA 등의 약제를 사용해 강제로 배출하는 방법도 있지만, 신장 기능 장애 등 부작용이 나타날 우려가 있다. 반면 사우나에서 땀을 흘리는 것은 부작용이 없다는 점에서 훌륭한 해독법이다.

몸속에 쌓여 있는 중금속은 대부분 대소변으로 배출된다.[33] 땀으로 배출되는 비율은 극히 소량에 불과하지만, 반복 효과를 고려하면 그렇게 축적되는 배출량도 무시할 수 없다.[34]

투명 플라스틱의 주성분인 비스페놀A는 이른바 내분비교란물질로 다양한 호르몬 관련 질병의 원인이 된다. 불임과 성조숙증, 유방암, 전립선암 등을 유발할 위험성이 높은 물질로 지목되고 있다.[35] 비스페놀A의 주요 배출 경로는 소변이다. 그러나 비스페놀A 농도가 소변보다 땀에서 일관되게 높게 나타나기 때문에 땀으로도 배출되고 있음이 분명하다.[36]

사우나 요법은 스트레스를 해소하고 기분을 좋게 하는 심리적 효과가 크고, 엔도르핀과 다이노르핀 같은 오피오이드(마약성 물질)를 배출하고, 긴장을 풀어주며, 수면의 질을 개선하는 등 여러 가지 건강상 이점이 있다.[37]

사우나 요법에서 주의해야 할 점은 딱 한 가지다. 탈

수 증상이 나타나지 않도록 수분을 충분히 섭취해야 한다. 1회 15분 사우나를 할 때마다 염분과 당분을 포함해 500밀리리터 정도 수분을 섭취해야 한다.[38] 신체비만지수가 높은 사람일수록 탈수 증상이 심하므로, 비만인 사람은 사우나에 들어갈 때 수분을 충분히 섭취하는 것이 좋다.

심호흡
몸속 이산화탄소 배출 경로

마늘을 먹고 난 후에는 입에서 냄새가 난다. 그 냄새를 없애기 위해 우유도 마시고 양치질도 하지만 효과는 크지 않다. 마늘의 독특한 냄새와 약효의 주성분은 알리신이라는 화합물이다. 마늘 속에서는 알리인이라는 화합물 형태로 존재하는데, 마늘을 자르거나 다지면 효소 분해 작용으로 알리신으로 변해 냄새가 나게 된다. 마늘을 잘게 다지거나 얇게 썰어서 요리에 사용하는 이유가 여기에 있다.

알리신은 몸속에 들어가면 곧바로 다양한 물질로 대사된다. 그중 황화알릴은 마늘의 독특한 냄새의 주성분이다. 혈액 속에 들어 있는 황화알릴은 호흡으로도 배출된다.[39] 샤워를 하거나 양치질을 해도 마늘 냄새가 완전히 없어지지 않는 것은 이 때문이다.

호흡으로 숨을 내뱉으면 몸속에서 발생한 이산화탄소가 배출된다. 날숨은 이산화탄소 외에도 혈액 속 많은 성분이 들어 있어 유독물질의 배출 경로로 중요한 작용을 한다. 이를테면 알코올이나 그것이 분해되어 생긴 물질인 아세트알데히드는 호흡으로도 배출된다. 케톤체의 하나로 지방산이나 아미노산의 분해 산물인 아세톤 역시 호흡으로 가장 많이 배출된다. 몸속 유독물질인 황화수소(유화수소)는 해독되어 디메틸설파이드 형태로 호흡을 통해 배출된다. 디메틸설파이드는 입 냄새의 주된 원인이다.[40] 집 안의 벽지나 바닥재에서 뿜어져 나오는 포름알데히드 같은 물질 역시 몸속에 들어오면 호흡으로 배출된다.

이처럼 호흡도 중요한 해독 경로로 작용한다. 얕은 호흡이 아니라 깊은 호흡으로 몸속 유독물질을 충분히 배출해야 한다.

호흡은 다양한 건강 효과를 가져다주지만, 이산화탄소 배출과 관련해 한 가지 주목해야 할 점이 있다. 이산화탄소는 산성인 까닭에(이산화탄소가 들어 있는 탄산수는 산성이다), 호흡을 통해 이산화탄소를 다량 배출하면 몸은 염기성으로 변하게 된다.

예민한 사람이나 불안해하는 사람, 자주 긴장하는 사람에게 일어나기 쉬운 과호흡증후군이라 불리는 질환이 있다. 과호흡증후군에 걸리면 호흡 횟수가 과다하게 증가해 이산화탄소가 다량 배출된다. 이런 사람들의 혈액 pH를 측정하면 7.5 이상으로 극도로 염기성에 가깝다 (정상 pH는 7.35~7.45).

이 사실을 역이용해 깊은 호흡을 제대로 하면 몸을 염기성에 가깝게 유지할 수 있다. 다양한 만성질환의 원인 중 하나는 산성 식품을 과다하게 섭취해 몸이 산성으로 변하는 것이다. 그래서 몸은 늘 소변으로 산을 내보내는 등 혈액 pH를 일정하게 유지하려 애쓴다.

호흡으로 이산화탄소를 배출해 몸속 pH를 염기성에 가깝게 유지하면, 신장 기능의 부담을 덜 수 있다. 폐는 인체에서 유일하게 우리의 의사로 대사 작용을 조절할 수 있는 내장 기관이다. 몸속 pH를 유지하기 위해서라도 심호흡을 자주 해야 한다.

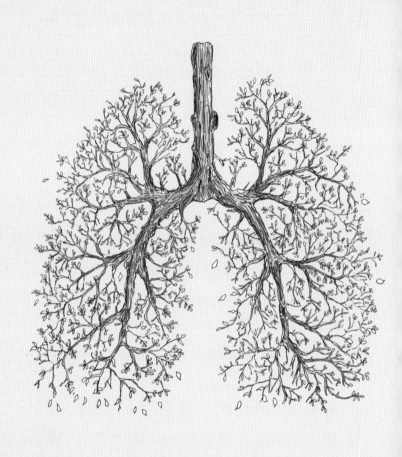

감정 해독
스트레스 해소하는 무기

고민 없는 사람이 과연 몇이나 될까? 스트레스는 우울증 같은 정신질환뿐 아니라 심혈관질환, 당뇨, 암, 자가면역질환 등 다양한 만성질환의 원인이 된다.[41]

자신이 스트레스를 받고 있는지 판단하는 간단한 방법이 있다. 손목 안쪽 엄지손가락으로 이어지는 부분에 손가락을 대고 심장 박동을 느껴 본다. 만약 심장 박동이 느껴진다면 당신은 스트레스를 받고 있는 것이다. (죄송합니다! 농담입니다. 하하.) 사람은 살아가는 한 스트레스에서 벗어날 수 없다. 스트레스를 해소하는 방법, 즉 스트레스 해독법을 익히는 것은 건강 관리에서 식사나 운동 못지않게 우선순위가 높은 일이다.

스트레스는 그 원인에 따라 크게 인간관계 스트레스[42]와 경제적 스트레스[43]로 나눌 수 있다. 특히 인간관계에서 비롯되는 스트레스에 대처하느라 많은 사람이 매일 직장, 학교, 가정에서 골머리를 썩인다. 나도 대학병원에서 근무하던 시절에는 인간관계 때문에 머릿속이 한시도 조용할 날이 없었다.

'어떻게 이런 간단한 일도 이해하지 못해?'

'그 사람은 미쳤어. 뒤치다꺼리해야 하는 내 신세가 돼보라고!'

'저 자식은 정말 꿈쩍도 안 하네! 이런 말을 안 해도 이해할 수 있잖아!'

직접 얼굴을 마주하고 싸운 적은 없어도 머릿속으로 늘 이런 생각을 했다. 그러나 지금은 이런 생각을 하는 시간이 거의 없어졌다.

미국의 칼럼니스트 데일 도튼의 저서 『자네, 일은 재미있나?』를 만난 것이 계기가 되었다. '지금 하는 일은 시시하고 희망도 없다. 그렇다고 그만두자니 당장 앞날이 걱정되고 불안해서 어쩌지도 못하고, 변하는 것도 두렵다.' 이런 생각을 가진 주인공에게 한 노인이 나타나

조언해주는 방식으로 전개되는 책이다. 자세한 내용은 『자네, 일은 재미있나?』를 참고하기 바란다.

주인공은 내일은 오늘과 다른 내가 되겠다는 마음가짐으로 매일 새로운 일에 도전한다. 시시각각 변하는 세상 앞에서 세심하게 세운 계획은 무용지물이다. 그러나 주인공은 완벽을 추구한답시고 아무런 행동도 하지 않는 대신, 끊임없이 움직이면서 스스로 변화하고 현재를 살아간다. 이런 내용이 가슴에 와닿아 스트레스를 받을 시간, 바꿔 말하면 남을 신경 쓸 겨를이 없었다.

우리는 어제 일어난 일, 작년에 일어난 일 혹은 내일 일어날지도 모를 일 때문에 늘 불안해한다. 그러나 스스로 제어할 수 있는 것은 지금, 이 순간의 자신밖에 없다. 『톰 소여의 모험』을 쓴 마크 트웨인은 "나는 오래 살았다. 그동안 많은 불안에 시달려왔지만, 대부분은 현실에서 일어나지 않았다"라고 말했다. 비틀스 멤버 존 레넌은 "인생은 우리가 다른 계획을 세우는 사이에 지나간다"라고 말하며 지금, 이 순간에 집중하고 살아가야 한다고 강조했다.

지금, 이 순간을 의식하고 살아가는 것은 타고난 재능

이 아니다. 훈련을 거쳐 익혀야 하는 기술이다. 남의 흠을 들춰내고, 자신이 옳다고 주장하고, 타인을 바꾸려 애쓰는 대신 지금, 이 순간의 자신에게 집중한다면 매일 쌓이는 스트레스가 절반으로 줄어든다.

3장

소박한 밥상의 힘

최고의 양생술
식욕 다스리기

우리는 어떤 식생활을 추구해야 할까? 패스트푸드나 편의점 도시락을 사 먹는 것이 일상이 되고, 고도로 서구화된 식사를 하는 오늘날 우리는 전례 없는 식생활의 위기를 맞이하고 있다.

일본인이 암에 걸리는 비율, 즉 암 이환율罹患率은 매년 증가하고 있다. 연구의사를 비롯해 의학자는 평균수명이 증가하면서 자연스럽게 암에 걸리는 사람도 늘어나고 있으며, 이는 불가피한 현상이라 본다. 그러나 그런 생각 때문에 암을 예방하기 위한 연구나 대책이 부족한 것이 사실이다.

일본 후생노동성이 2012년 발표한 '암 대책 추진 기본 계획'에서 중점적으로 다룬 과제는 암을 치료하는 인재 육성, 완화 케어(암의 신체적, 정신적 고통을 없애는 대책) 충실화, 건강 검진에 의한 조기 발견 등을 들 수 있다. 반면 암 예방에 관해서는 금연, 감염 예방(백신, 제균) 등이 전부이며, 식생활 개선이나 운동과 관련한 구체적인 대처법은 찾아볼 수 없다. 발암에 식사가 관련 있음이 분명한데도 말이다. 이래서는 암 환자가 감소할 리 없다.[1]

일본인은 과거 어떤 음식을 먹고 살았을까? 에도 시대 유학자 가이바라 에키켄이 쓴『양생훈』에는 그 시절 사람들이 지켜야 하는 건강법과 식사법이 자세히 적혀 있다. 가이바라가 활동하던 17세기에는 50세 전에 세상을 뜨는 사람이 적지 않았다. 그런 시대에 가이바라는 양생술養生術, 즉 병에 걸리지 않고 오래 살기 위해 건강 관리를 잘하는 법을 실천해 84세까지 천수를 누렸다.

그가 후대에 전수한 양생의 가르침은 식사, 운동, 호흡, 금욕, 음양오행 등 다방면에 걸쳐 있다. 그중 가장 중요한 것은 평소 몸가짐을 조심해 병에 걸리지 않도록 해야 한다는 항목이다. 바꿔 말하면 가이바라는 병의 예방이 중요하다고 역설했다.

"몸이 상하는 것은 제 욕심이 원인이다. 무엇보다 음식에 대한 욕심을 참는 것이 중요하다. 식사는 적당한 양만 먹고, 과식하거나 과음하지 않으며, 식후에는 반드시 몇백 보를 걸어야 한다."

가이바라가 권한 식사법은 구체적으로 어떤 것일까? 그는 아침, 점심, 저녁 세끼의 식사법을 모두 기술했지만, 무엇보다 "식사를 적게 하는 것이 가장 중요하다"라고 강조했다. 밥과 국, 반찬 한두 가지. 가이바라는 "매끼 밥을 먹기 시작해 허기와 갈증이 가시고 난 후에는 욕심껏 먹어선 안 된다. 잘 생각해서 참아야 한다"라며, 배부를 때까지 먹지 않아야 한다고 강조했다.

말하자면 속이 80퍼센트쯤 찰 때까지만 먹는 방식으로, 20퍼센트 적게 먹는 것이 핵심이다. 과식하면 비위脾胃(비장과 위. 여기서 비장은 현대의 췌장에 가까우며, 소화액을 분비한다)가 상하는 것도 있지만, 식욕을 다스려 음식을 삼가는 태도가 병을 예방한다고 가이바라는 조언했다.

"아침에 일어났는데 전날 저녁에 먹은 식사가 모두 소화되지 않았다면, 아침을 걸러야 한다. 배가 고프지 않은데 점심을 먹어서는 안 되며, 몸이 아플 때는 미음은 물론 식사를 금해야 한다." 가이바라는 한결같이 위장에 과도한 부담을 주지 않는 소식과 절식의 중요성을 강조했다.

적게 먹는 식사법
만국 공통의 인생철학

"과식은 몸에 좋지 않다. 밥은 꼭꼭 씹어서 천천히 먹어
야 한다."

어린 시절부터 줄곧 들어온 말이지만, 이를 진지하게
받아들이는 사람이 과연 몇이나 될까?

적게 먹는 식사법을 권유하는 것은 만국 공통의 현상
이다. 여기에는 주기적으로 식사를 하지 않는 '단식'을
권유하는 것도 포함된다. 고대 그리스 수학자 피타고라
스는 "사람의 병은 과식에서 온다"라고 믿고 종종 단식
을 했다. 그리스 의사 히포크라테스 역시 "먹을 수 있을
만큼 먹으면 그만큼 몸에 해가 된다"라며 과식에 경종을
울렸다.

르네상스 시대 이탈리아 귀족으로 먹지 않는 건강법
의 원조라 할 수 있는 루이지 코르나로는 폭음과 폭식
으로 생긴 성인병 때문에 40대에 시한부 선고를 받았
다. 그러나 그 후 식사량을 줄이는 '소식 생활'을 철저히
실천해 당시에는 기적에 가까운 나이인 102세까지 살
았다.

가이바라의 『양생훈』이 세상에 나오고 약 100년 후
오사카 관상가 미즈노 난보쿠水野南北가 남긴 『수신록修
身録』에는 "에도 시대 후기에는 술과 미식, 과식으로 정
신이 해이해지고 체형이 토실토실해지는 것을 경계했
다"라는 구절이 있다.

이 무렵에는 신분이 낮은 사람들도 도정한 백미를 먹
었으며, 각기병 등 비타민과 미네랄 결핍으로 생기는 질
병도 출현했다. 미즈노는 과식을 경계하고, 하루에 보리
밥 1.5홉을 주식으로 소박한 밥상을 즐겼으며, 가이바
라와 마찬가지로 당시로서는 장수라 할 수 있는 77세까
지 살았다.

동시대 인물인 일본 국학자이자 하이쿠 시인 요코이
야유橫井也有가 남긴 『건강십훈健康十訓』에는 당시 건강법

십계명이 기록되어 있다. 거기서도 "식사는 잘 씹고, 적게 먹을 것"이라 했으며, 요코이는 향년 81세로 세상을 떠났다.

이 같은 역사적 기록을 고려할 때 식사량을 줄이는 것이 건강과 장수로 이어진다는 점은 분명하다.

미즈노는 "몸의 대소와 강약, 분수에 맞는 적절한 식사량이라는 것이 존재한다. 평소 세 그릇을 먹어야 배가 부른 사람이라면, 두 그릇 반에서 식사를 멈추고 조금 모자란 듯 먹어야 한다. 이를 절도라고 한다"라며 절도 있는 식사를 권장했다.

조금 더 먹고 싶을 때 멈추는 것이 건강한 식사의 기본이다. 음식을 꼭꼭 씹어 먹는 일의 중요성에 대해서는 여러 전문가가 입을 모아 강조했다. 여러 번 씹으면 입 안에서 타액이 많이 분비된다. 가이바라는 "타액은 몸 전체에 영향을 주고 청혈淸血(순수한 혈액)이 되므로 소중히 여겨야 한다"라고 말한 바 있다.

현대의 연구에서도 타액은 입 안에서만 작용하는 것이 아니라 장속에 흘러든 후 재활성화되어 소화효소로 작용하는 것으로 밝혀졌다.[2] 그만큼 탄수화물을 소화하는 췌장의 부담을 줄일 수 있으므로, 음식을 여러 번 씹어 다량의 타액과 함께 삼키는 일의 중요성은 결코 가벼이 여길 수 없다.

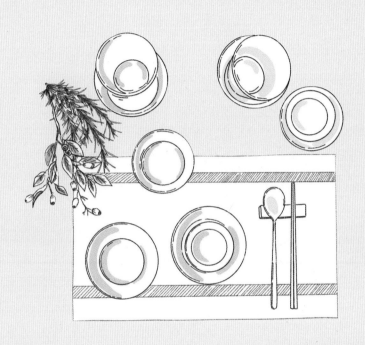

하루 세끼
고집할 필요 없다

우리가 하루 세끼를 챙겨 먹기 시작한 것은 17세기 이후부터라고 한다. 그전까지는 해가 뜨면 일어나 일한 뒤 식사하고, 해 질 녘에 저녁을 먹고 밤이 되면 되도록 일찍 잠자리에 들었다. 고대 로마인은 보통 오후 네 시 무렵 딱 한 끼를 먹었고, 하루 두 끼 이상 먹으면 건강에 해롭다고 믿었다.

현대에는 아침을 꼭 먹고, 하루 세끼를 챙겨 먹어야 건강에 좋다고들 한다. 식사 횟수를 줄이면 건강에 좋지 않다는 연구 결과도 발표되었다.[3] 오전 10시, 오후 3시 무렵에 간식을 먹는 식사법이 건강에 좋다고 보는 의견도 있다.

식사 횟수를 줄이면 어떤 일이 벌어질까? 평균 체중이 66.5킬로그램이고 하루 세끼를 챙겨 먹는 미국인에게 열량과 탄수화물·지방·단백질 비율이 같은 식사를 하루 한 끼, 총 2주간 먹게 한 뒤 그 영향을 관찰했다.[4] 실험 대상자가 미국인이긴 하지만, 평균 체중이 66.5킬로그램이라는 점에서 동양인에게 미치는 영향을 유추하기에 좋은 표본이었다.

연구팀은 실험 대상자에게 하루 한 끼는 저녁 4시간 중에 먹도록 했다. 실험 결과, 하루 한 끼 먹을 때 체중과 체지방량은 줄어든 반면 체중에서 체지방량을 제외한 값인 제지방체중은 늘어나는 경향을 보였다. 혈청 단백질의 양은 변화가 없었으며, 영양상으로도 특별한 문제가 없었다.

하루 한 끼 먹을 때 중성지방은 줄어든 반면 심장병에 걸릴 위험이 높아져 나쁜 콜레스테롤이라 불리는 저밀도 지방단백질LDL 콜레스테롤 수치가 상승했다. 심장병 예방 효과가 있어 착한 콜레스테롤이라 불리는 고밀도 지방단백질HDL 콜레스테롤 수치 역시 상승했다.

일반적으로 LDL 콜레스테롤이 심장병을 유발할 위험

은 중성지방이 높고 HDL 콜레스테롤 수치가 낮은 경우에 증가한다. 하루 한 끼 식사로 LDL 콜레스테롤 수치가 상승했지만, HDL 콜레스테롤 수치도 함께 상승했으므로 심장병에 걸릴 위험이 증가한다고 볼 수 없다.[5] 따라서 하루 한 끼 식사는 체지방을 줄이고 근육질 몸을 만드는 데 좋은 식사법이라 할 수 있다.

하루 한 끼 식사는 콜레스테롤 외에도 GOT와 GPT라고 불리는 간 효소 수치를 높인다. 하루 한 끼 식사로 동일한 열량을 섭취하려면 한 번에 많이 먹게 된다. 그렇게 되면 같은 에너지를 단시간에 처리해야 하므로 간에 부담이 갈 수밖에 없다. 이런 이유로 하루 한 끼 식사법을 장기간 실천하는 것은 바람직하지 않다.

식사 횟수
무엇을 먹느냐에 달렸다

식사 횟수가 많은 것이 건강에 좋다고 하는 이유는 무엇일까? 1990년대에 발표된 연구에 따르면, 식사를 자주했을 때 체중이 늘어나거나 심장병에 걸릴 위험이 낮아진다.[6] 그러나 최근 연구에서는 오히려 식사 횟수가 많으면 비만[7]과 당뇨병[8]에 걸릴 위험이 큰 것으로 나타났다. 식사 횟수만 관찰한 연구로는 어느 쪽이 좋다고 말할 수 없는 것이다.

이처럼 연구 결과가 들쭉날쭉한 원인은 무엇일까? 연구 기간에 따라 섭취하는 식품이 다른 데다(최근 연구 쪽이 가공식품 등의 섭취가 많은 것으로 추정된다), 식사 횟수가 적더라도 저녁 한 끼를 배부르게 먹고 곧바로 자는 사람이 실험 대상에 포함되면, 결과가 크게 달라질 수밖에 없기 때문이다.

식사 횟수를 늘렸을 때 먹은 것이 과일이라면 건강에 문제가 되지 않겠지만, 과자나 패스트푸드라면 비만으로 가는 지름길이 될 수 있다. 식사 횟수를 줄이거나 늘리면 당질, 단백질, 지질 등 주요 영양소에서 얻는 에너지 비율에도 변화가 나타난다. 앞서 소개한 실험처럼 동일한 열량을 유지하는 등 일정한 조건을 설정하는 조치가 필요하다.

오전 9시부터 오후 7시까지 동일한 열량의 식사를 각각 2회와 6회 나누어 먹을 때 어떤 일이 벌어지는지 조사했다. 그 결과, 하루 에너지 소비량 차이는 확인할 수 없었지만 2회 식사를 하는 쪽이 야간 에너지 대사가 높게 나타났다.[9] 이는 잠을 자는 동안 에너지 대사가 활발해졌다는 사실을 보여준다.

이같이 일정한 규칙에 따라 식사 횟수를 줄이는 것이 중요하다. 식사 횟수를 줄이더라도 밤에 음식을 섭취하면 심장병에 걸릴 위험이 1.5배 증가한다.[10]

무언가를 먹는 시간과 먹지 않는 시간을 어떻게 확보

하느냐를 고려하지 않으면, 아침을 걸렀을 때 심장병에 걸릴 위험이 27퍼센트 증가한다. 단순히 아침을 거르고 저녁을 무한으로 먹는 생활을 계속하면 체중이 늘어나게 된다.[11] 중요한 것은 무엇을 어떻게 먹을지 조절하는 것이며, 식사 횟수는 그 이후에 생각해도 늦지 않다.

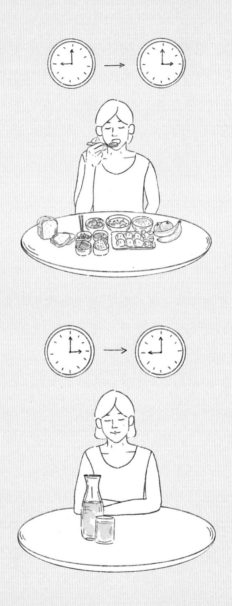

간헐적 단식
먹는 시간과 먹지 않는 시간

그럼 어떻게 식사를 조절해야 할까? 앞서 이야기했듯이, '무엇을 어떻게 먹을 것인가'는 매우 중요한 문제다. 그에 못지않게 중요한 것이 '어떻게 먹지 않는 시간을 확보할 것인가'이다.

하루 중 먹는 시간과 먹지 않는 시간을 나누는 방법을 생각해볼 수 있다. 이 방법은 먹지 않는 시간에 주목하면 '간헐적 단식'Intermittent Fasting, IF, 먹는 시간에 주목하면 '시간 제한 섭식'Time-Restricted Feeding, TRF이라 부른다. 어느 쪽이든 하루 중 3~12시간을 먹는 시간으로, 12~20시간을 먹지 않는 시간으로 확보해야 한다.

먹지 않는 시간을 확보하기만 해도 몸이 확연하게 달

라진다. 가장 먼저 몸의 긴장 상태가 완화된다. 부교감신경이 흥분하고 심박수와 혈압이 떨어진다.[12] 부교감신경이 항진하면 스트레스에 대한 저항력도 상승한다.

간헐적 단식을 위해 가장 일반적으로 쓰이는 방법은 8시간 식사하고 16시간 단식하는 방법이다. 16시간 단식하는 간헐적 단식과 일반적인 식사를 8주간 계속할 때 어떤 일이 벌어지는지 실험해봤다.[13] 간헐적 단식의 식사 패턴은 오후 1시부터 오후 9시까지 8시간(오후 1시, 4시, 8시에 식사) 동안 음식을 섭취했고, 일반적인 식사는 오전 8시, 오후 1시, 오후 8시에 음식을 섭취했다. 두 가지 모두 같은 열량을 섭취했다.

실험 결과, 간헐적 단식을 할 때 염증을 일으키는 물질(TNF-α, IL-6, IL-1β 등)이 감소하고, 염증을 억제하는 물질(아디포넥틴)이 증가했다. 염증을 억제한다는 것은 심장병이나 동맥경화에 걸릴 위험이 낮아진다는 뜻이다.

간헐적 단식을 계속할 경우 시간이 지나면서 체중이 줄어드는 반응을 보였다. 미국과 캐나다에서 5만660명을 대상으로 평균 7년간 추적한 연구 결과를 바탕으로 식사 횟수와 체중 변화의 관계를 살펴봤다.[14] 하루 식사 횟수가 1회이거나 2회인 사람은 체중이 감소했다. 반면 하루 식사 횟수가 3회 이상인 사람, 즉 삼시 세끼에 간식까지 꼬박꼬박 챙겨 먹는 사람은 매년 체중이 증가했다. 먹는 횟수가 많을수록 이런 경향이 두드러졌다.

여기에 덧붙여 하루 중 최대 단식 시간별로 체중 변화를 조사했다. 18시간 이상 먹지 않는 시간을 확보한 사람은 체중이 감소했다. 식사 내용을 고려하지 않고 단순히 먹지 않는 시간만 늘렸을 뿐인데도 이런 결과가 나왔다. 반면 먹지 않는 시간이 11시간 이하일 때는 오히려 체중이 증가하는 경향을 보였다.

규칙적인 식사
언제 먹을 것인가

규칙적인 간헐적 단식은 절도 있는 식사 그 자체다. 간헐적 단식의 장점은 먹지 않는 시간을 길게 확보할 수 있다는 데 있다. 의식적으로 먹지 않는 시간을 길게 확보하면, 체중이 줄어드는 것은 물론 장내 환경을 개선하는 효과를 얻을 수 있다.

소장은 위와 대장 사이에 튜브 모양으로 위치해 있으며 길이는 5~7미터에 이른다. 음식물의 소화와 흡수를 담당하는 장기이며, 대장에 가까운 부위를 제외하고 대부분 비교적 세균이 적다. 위산과 담즙, 효소가 흘러들어 세균 번식을 막기 때문이다.

소장 고유의 장내 청소 운동도 장내 환경을 정화하

는 작용을 한다. 이 운동은 위에서 시작되어 소장 전체로 이동하는 장의 움직임으로 '이동성 위장관 복합운동' Migrating Motor Complex, MMC이라 불린다. 소장 내 세균이 번식하지 않도록 내용물을 대장으로 흘려보내는 기능을 한다.

일반적으로 위에 음식물이 들어오지 않을 때 MMC가 일어난다. 우리 몸은 먹지 않는 시간을 길게 확보할수록 장내 환경이 깨끗해지는 메커니즘을 가지고 있다. 먹지 않는 시간을 고려하지 않고 간식을 먹으면 소장은 소화 흡수를 위해 끊임없이 움직이게 되고, 장내에 음식물이 계속 머무르면서 세균이 번식하기에 좋은 환경이 조성된다.

한 번 식사할 때마다 장내 세균은 큰 변화를 겪는다. 불규칙한 식사 시간은 장내 세균의 균형 유지에 부정적인 영향을 미친다. 동물 실험 결과, 시차 후유증 같은 극단적인 변화로 생체리듬이 깨지면, 장내 세균의 균형이 무너지면서 살이 찌거나 혈당 조절에 어려움을 겪는 것으로 나타났다.[15]

일반적으로 야근이 잦은 사람은 당뇨병이나 심장병

에 걸릴 위험이 크다.[16] 이는 생체리듬 등을 조절하는 체내 시계 교란이 장내 세균의 균형 파괴로 이어지기 때문이다.[17] 야근이 잦은 사람은 식사 시간을 일정하게 유지하기 어려운 만큼, 불규칙한 식사로 생체리듬이 파괴되면서 장내 세균의 균형이 무너지게 되리라는 점을 어렵지 않게 예상할 수 있다.

따라서 간헐적 단식을 할 때도 식사 시간은 일정하게 지켜야 한다. 특히 식사를 마치는 시간을 지키는 것이 중요하다. 저녁을 먹는다면 밥을 먹고 나서 잠들기까지 적어도 2~3시간 간격을 두어야 한다. 식사량과 식사 시간이 같더라도 식사를 마치는 시간이 늦어지면 장에 부담이 갈 수 있다.

당질 제한
정말 필요할까

한때 당질 제한이 대유행한 적이 있다. 많은 사람이 "당이 몸에 나쁜 영향을 미친다"라고 목청을 높였으며, 당질 섭취 자체가 나쁜 일이라는 듯 몰아세웠다.

여기서 확실히 밝혀두는데 당질이야말로 몸에 가장 필요한 영양소다. 그러나 어떤 이유로든 몸 상태가 나빠졌다면, 가장 먼저 해야 할 일은 바로 당질 제한이다. 많은 사람이 당질 제한을 했더니 몸이 좋아졌다거나 머리가 맑아졌다고 말한다. 이런 이유로 장기간에 걸쳐 당질을 제한하는 사람도 있는데, 이는 몸 상태를 개선하는 데 역효과를 일으킬 수 있다.

현대인은 대부분 당질 과잉 상태다. 가공식품이나 과

자, 패스트푸드 등 단순 당질이라 불리는 당(설탕 등)을 다량 섭취한 결과다. 본래 당질은 곡물이나 채소, 과일 등을 통해 섭취해야 한다. 지금 우리의 식사는 채소와 과일이 적고 백미와 밀 같은 도정한 곡물이 많아 식이섬유가 극도로 부족하다. 한 번 식사할 때마다 혈당 수치가 급격히 오르기 때문에 이를 바로잡기 위해 몸이 쉴 틈 없이 일한다.

이런 현상이 장기간 계속되면 인슐린 저항성이라는 증상이 나타난다. 췌장에서 분비되는 호르몬인 인슐린은 혈액에서 세포로 당질을 운반하는 역할을 한다. 인슐린 저항성은 이 인슐린 기능이 저하한 상태, 즉 혈액에서 세포로 당질을 충분히 운반하지 못하는 상태를 가리킨다. 세포로 들어가지 못한 당질은 지방 조직으로 흘러들어 지방으로 축적된다. 지방이 많아도 당질이 세포로 흘러들 수 없으므로 인슐린 저항성은 만성적인 에너지 부족 상태를 일으킨다.

인슐린 저항성이 나타나면 허용할 수 있는 당질의 양이 제한된다. 세포에 가장 효율적인 에너지원인 당질의 양이 제한되면, 몸은 비효율적인 에너지 대사를 하게 된다. 사용할 수 있는 에너지양을 늘리려면 가장 먼저 인슐린 저항성을 개선해야 한다. 인슐린 저항성을 개선하는 방법이 바로 당질 제한이다.[18] 당질 제한식을 하면 인슐린 저항성이 개선되고, 체지방이 감소해 섭취할 수 있는 당질의 양이 늘어난다.

이같이 식사를 개선하면서 근력 강화 운동을 병행하면, 당질을 대사할 수 있는 양이 증가한다.[19] 결과적으로 보면 당질을 섭취해도 문제가 없는 몸을 만들기 위해 가장 먼저 해야 할 일은 당질을 제한하는 것이다.

당질 섭취량
뇌는 당을 원해

뇌의 주요 영양소는 당질(포도당)이다. 그 외에 케톤체라 불리는 지질 대사 산물도 영양분으로 사용할 수 있다. 그러나 인슐린 저항성이 나타나면, 뇌가 당질을 제대로 사용할 수 없어 신경세포 기능 저하와 위축 현상이 발생한다.

이런 뇌세포의 인슐린 저항성이 알츠하이머병을 일으키는 한 요인으로 지목되고 있다. 인슐린 저항성 때문에 발병하는 당뇨병을 제2형 당뇨병이라 한다. 이와 마찬가지로 인슐린 저항성과 관련된 알츠하이머병을 제3형 당뇨병이라 부르기도 한다.[20]

알츠하이머병은 다음 그림에서 구부러진 선처럼 뇌

가 정상적인 당질 대사를 수행하지 못할 때 발병한다. 가장 이상적인 것은 건강하게 나이 듦을 나타내는 선처럼 나이 들어도 당질을 이용할 수 있는 능력을 계속 유지하는 것이다.[21] 당질을 이용할 수 없게 되면, 뇌는 또 다른 에너지원인 케톤체가 필요하게 된다. 그러나 인슐린 저항성이 있는 상태로는 케톤체 합성이 이루어지지 않으므로, 알츠하이머병 증상이 나타난 이후에는 뇌 신경세포의 영양 상태가 급격하게 악화해 병이 진행된다.

이런 사실을 고려하지 않고 현재 자신의 처리 능력 이상으로 당질을 섭취하면 남은 당질이 단백질, 지질과 결합해 AGEsAdvanced Glycation End products(최종당화산물)라는 물질로 변한다. AGEs는 프리라디칼이라는 몸을 산화시키는 물질의 생성을 유도해 만성 염증을 일으킨다. 이런 상태를 개선하려면 단식이나 당질 제한식이 필요하다.

만성 염증 상태가 개선되더라도 당질을 무제한 섭취해서는 안 된다. 자신의 대사 가능 능력을 고려해 절도 있게 당질을 섭취하는 것이 중요하다. 당질 섭취량을 늘리고 싶다면 신체 활동량을 높이거나 근력을 강화해야 한다.

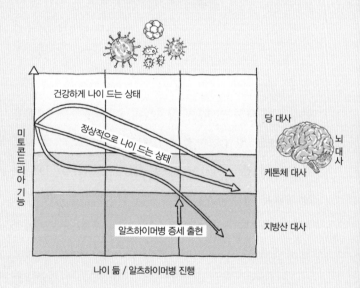

● 알츠하이머병과 당질 이용률[22] ●

건강하게 나이 드는 상태

정상적으로 나이 드는 상태

미토콘드리아 기능

당 대사

뇌 대사

케톤체 대사

지방산 대사

알츠하이머병 증세 출현

나이 듦 / 알츠하이머병 진행

단백질
똑똑한 섭취법은?

한때 대유행한 또 다른 식사법이 있다. 바로 단백질을 적극적으로 섭취하는 것이다. 우리 몸속 효소는 생체 조직 내에서 만들어진 단백질로 이루어져 있다.[23] 단백질을 섭취해 아미노산을 다량 흡수하면 몸의 기능이 활성화된다. 정신적으로 문제가 있을 때는 뇌 속 신경전달물질이 고갈된 것도 한 가지 원인이 된다.[24] 신경전달물질의 주성분인 트립토판이나 티로신 같은 아미노산을 흡수하기 위해서는 단백질을 적극적으로 섭취하는 것이 좋다.

이런 이야기는 직접적이고 이해하기 쉬운 까닭에 옳다고 믿는 사람이 많다. 그 결과 "소고기, 돼지고기, 닭고기, 치즈, 우유, 달걀 등을 자주, 많이 먹으면 건강에 좋다"라는 소문이 퍼지고 있다. 정말 그럴까?

1장에서도 언급했지만, 다량의 단백질 섭취에 대해서는 신중해야 한다. 나이 들수록 위의 위산 분비 능력, 췌장의 소화액 분비 능력이 떨어진다. 실제로 위내시경으로 관찰하면 위 점막은 매년 위축되고 있다. CT를 찍어보면 췌장 역시 매년 크기가 줄어들고 있다. 자신의 분해 능력을 초과할 만큼 단백질을 섭취하면, 초과된 양은 분해되지 않고 대장으로 흘러갈 뿐이다.

아프리카 영유아에게 흔히 나타나는 쿼시오커Kwashi-orkor(단백결핍성소아영양실조증)에 걸렸다면, 단백질 섭취가 근본적인 문제 해결책이 될 수 있다. 그러나 오늘날 우리는 오히려 단백질 과다 섭취, 바꿔 말하면 자신의 분해 능력 이상 섭취하는 것이 문제다.

고기를 먹고 난 후 방귀 냄새가 지독할 때가 있다. 이는 자신의 분해 능력을 초과할 만큼 단백질을 섭취했다는 신호다. 소화되지 못한 단백질, 즉 소화 불량 단백질은 대장으로 흘러들어 장내 세균에 의해 분해되면서 다양한 대사 과정을 거친다.

이런 일련의 단백질 분해 작용을 '부패'putrefaction라 한다.[25] 단백질 부패 과정에서 암모니아와 인돌, 스카톨, 황화수소, 크레졸, 페놀 등의 대사 물질이 생성되는데, 지독한 방귀 냄새의 원인이 된다.

이 같은 단백질 부패로 생기는 대사 물질은 소량일 때는 생체에 필요한 물질로 이용된다.[26] 아미노산 대사로 생기는 짧은사슬지방산은 그대로 장에서 에너지로 이용되고, 인돌은 장내 기생충을 방어하며, 푸트레신이라는 물질은 항염 작용으로 장누수증후군을 예방한다.

그러나 그 양이 지나치게 많으면 몸이 상하게 된다. 예를 들어 대장의 상피세포가 장기간 암모니아에 노출되면, 암모니아 흡수량이 증가해 세포가 손상되고 이상 증식하게 된다.[27] 그 외에도 트립토판 대사로 생기는 페놀, 티로신 대사로 생기는 크레졸은 장 점막의 DNA를 손상하며,[28] 리신과 아르기닌 발효로 생기는 폴리아민은 대장암 종양 형성에 관여한다.[29] 황화수소는 주된 증상이 변비인 과민성장증후군의 한 가지 원인이다.[30]

영양의 기본
우리에게 필요한 것

후벽균문, 의간균문, 방선균, 프로테오박테리아문, 푸소박테리아 등 장에서 흔히 볼 수 있는 세균은 단백질을 분해하는 역할을 한다. 장에 필요한 짧은사슬지방산을 합성하려면 단백질을 분해하는 능력이 필요하다. 이 능력은 어디까지나 주된 에너지가 없을 때를 대비한 대사 능력이다. 장내 식이섬유가 풍부하면 장내 세균은 식이섬유를 우선 분해한다.[31]

장내 과도한 부패 작용을 막기 위해서는 식이섬유를 충분히 섭취하는 것이 중요하다. 여러 연구에 따르면, 대장암은 식이섬유가 적고 단백질이 많은 식사와 깊은 관련이 있는 것으로 나타났다.[32] 식이섬유 섭취량은 적고 단백질 섭취량이 많으면 장내 암모니아가 늘어나고 짧은사슬지방산이 줄어들며, pH가 높아져 장내 환경이 악화하기 때문이다.

아프리카 시골 마을에 사는 민족은 전통적으로 대장암에 걸리는 비율이 낮은 것으로 알려져 있다. 그러나 이 사람들이 미국으로 이주해 극단적으로 서구화된 식단을 취하자 대장암 발병률이 높아졌다.[33] 최근에는 아프리카 시골 마을에서도 식단 서구화가 진행되어 식이섬유 섭취량이 줄어들고 단백질 섭취량이 증가하고 있다. 그러나 그들의 대장암 발병률은 여전히 낮다.[34] 이는 그들이 주식으로 난소화성 전분인 도정하지 않은 옥수수를 즐겨 먹기 때문이다. 장내 세균의 먹이가 되는 난소화성 전분을 적극적으로 섭취한 것이 부패로 생겨나는 독성 물질을 중화하는 데 도움이 된 것이다.

우리는 본래 단백질을 다량 섭취하는 민족이 아니다. 때문에 단백질을 분해하는 효소가 활발히 작용하도록 유도하는 유전자도, 장내 세균도 가지고 있지 않다. 단백질 과다 섭취로 나타나는 악영향은 난소화성 전분이나 식이섬유를 충분히 섭취하면 사라진다. 난소화성 전분은 '저항성 전분'이라는 이름으로도 알려져 있다.

우리는 지금까지 저항성 전분을 적극적으로 섭취해 왔다. 바꿔 말하면 그만큼 밥을 많이 먹었다는 뜻이다. 쌀은 온도를 낮추면 시간이 지남에 따라 저항성 전분으로 변한다.[35] 우리가 취해야 할 기본적인 식사법은 단백질을 많이 먹는 것이 아니라 예부터 즐겨온 밥을 적당히 먹는 것이다.

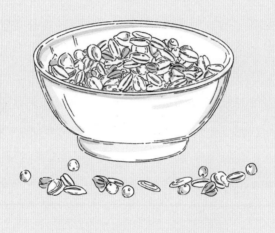

건강한 식사
영양 균형 좋은 끼니 구성

가장 이상적인 식사법은 무엇일까? 1장에서 설명했듯이, 오키나와 고령자는 비타민이 풍부한 고구마(자색고구마)를 즐겨 먹는데, 그런 식생활이 장수로 이어질 가능성이 있다. 그러나 현대에는 매일 고구마만 먹는 식사법을 실천하기란 현실적으로 쉽지 않다. 상상만 해도 스트레스가 쌓인다. 많은 사람이 선뜻 실천하려 들지 않을 것이다.

오늘날 우리는 어떤 식생활을 추구해야 할까? 그 지표가 될 만한 연구가 있다. 2013년 일본의 전통 음식 문화인 '와쇼쿠'和食가 유네스코 무형 문화 유산에 등재되었다. 일본은 전 세계가 인정하는 장수국이다. 일본인의 전통적인 식생활에 그 비밀이 있다고 여긴 연구자들은 전통식의 건강 효과를 주목하고, 연도별로 가장 건강에 좋은 식사법이 무엇인지 조사했다. 연구자들은 네 개 연도를 선택한 뒤, 당시 사람들이 먹었던 식사와 내용물이 같은 먹이를 실험용 쥐에게 먹이고 반응을 관찰했다.

선택된 연도는 1960년, 1975년, 1990년, 2005년이었다. 1960년은 단연 쌀 섭취량이 많고, 어패류가 주된 단백질원이며, 염분 섭취량도 가장 많았다. 아직 가난하던 시절이라 밥과 된장국, 절임 반찬이 주를 이루었으며, 밥에 비해 반찬 양이 적은 것이 이 시기 전형적인 식단이다.

1975년 무렵에는 식단 다양화가 진행되면서 달걀말이, 샌드위치, 튀김 등도 식탁에 오르기 시작했지만, 기본은 일즙삼채(밥과 국에 세 가지 반찬)이며 단백질원은 생선이 중심이었다.

1990년 식사부터 크게 바뀌었는데, 서구의 영향을 받아 열량이 높아졌다. 라면이나 덮밥 같은 단품 요리가 늘어나기 시작했고, 아침에 빵을 먹는 비율도 증가했다.

2005년은 단백질원과 지질원으로 소나 돼지 등 동물

성이 대부분을 차지했고, 쌀 섭취량이 줄고 지방 섭취량이 크게 늘었다. 패스트푸드나 편의점 음식으로 꾸려가는 현대의 식생활과 다름없었다.

실험용 쥐에게 연도별 식사를 분말형으로 만들어 먹였더니 1975년 식사법을 섭취한 쥐가 가장 오래 살았다. 노화 예방, 학습 능력과 기억력 향상 면에서도 1975년 식사를 섭취한 쥐가 가장 좋은 결과를 보였다. 반면 노화가 빠르게 진행되어 단명한 경우는 2005년 식사법을 취한 쥐였다.[36]

이 연구는 사람을 대상으로도 이루어졌다. 20~29세 젊은이에게 한 달간 1975년 전통식 혹은 현대식(빵, 육식, 볶음밥 등)을 먹게 한 뒤 반응을 관찰했다. 실험 결과, 1975년 전통식을 먹은 집단은 체중, 지방량, 신체비만지수가 떨어졌다. 중성지방, LDL 콜레스테롤, 당화혈색소HbA1c(수치가 높으면 당뇨병으로 진단한다) 수치도 낮아졌다.[37] 장내 세균을 검토해보니 생활습관병에 걸릴 위험을 더하는 특정 세균 집단은 1975년 전통식을 섭취한 집단에서는 감소하고, 현대식을 섭취한 집단에서는 증가했다.[38] 1975년 전통식이 생활습관병에 걸릴 위험을 덜어줄 수 있음을 시사하는 결과다.

가장 이상적인 식사법은 1975년 무렵 전통식을 중심으로 접근하는 것이 좋다. 기본은 전통식이고 고기보다 생선, 튀김보다 조림, 그리고 된장국이다. 여기에 서양식을 살짝 곁들인다면 에너지 효율이 좋은 식단이 될 수 있다. 일본인의 경우 이런 식단을 취할 때 장수할 수 있다는 사실을 보여주는 면역 연구도 있다.[39]

4장

소식 생활

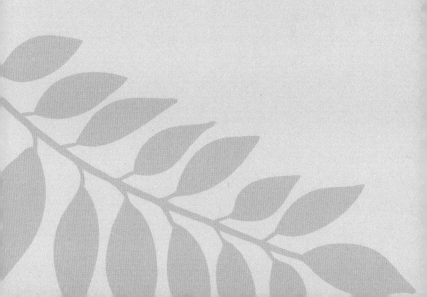

소식의 핵심
당의 유혹에서 벗어나기

내가 건강한 식사법으로 늘 마음에 새기는 메시지가 있다.

- 식사는 조금 모자라다 싶을 때 멈춘다
- 하루 중 먹는 시간을 줄이고 공복 시간을 늘린다
- 전통식에 약간의 서양식을 더하고, 단백질은 과하게 섭취하지 않는다

그렇다면 전통식에 약간의 서양식을 더한 식사를 조금 모자라다 싶게 먹고, 하루 16시간 공복을 유지하는 식사법을 하루아침에 실천할 수 있을까? 아마 많은 사

람이 실천하기 어려울 것이다. 나 역시 해본 적이 있지만, 결국 오래가지 못했다. 한번 몸에 밴 습관은 쉽게 바뀌지 않는다.

3장에서 이야기했듯이, 현대인은 당질 과다 섭취 상태다. 몸속에 당질이 부족하다 싶으면, 뇌에서 당질을 구해오라는 지령이 떨어진다. 이 같은 당질을 갈망하는 지령이 속출하는 상태에서 전통식을 소량 섭취하며 생활하기란 쉽지 않다. 게다가 전통식은 밥에 단맛을 더한 조림 등을 곁들이는 당질이 풍부한 식사다. 몸이 당질을 갈망하는데 양껏 먹지 말고 억제하라니 견디기 어렵다. 스트레스가 쌓이고 결국 좌절하게 된다.

앞서 설명했듯이, 인슐린 기능이 떨어져 당질 대사 능력이 저하된 상태를 인슐린 저항성이라 한다. 면역 연구에 따르면, 일본인은 서구인과 비교해 비만도가 높지 않지만 당뇨병에 걸리기 쉬운 체질로 나타났다.[1] 이는 무엇을 의미하는가? 일본인은 인슐린 저항성이 나타나기 쉬운 체질이라는 뜻이다. 실제로 많은 일본인이 잠재적으로 인슐린 저항성을 가지고 있다.

인슐린 저항성이 생기면 당질이 세포로 충분히 흡수

되지 못하고 혈관에 남게 되어 혈당치가 상승한다. 혈당치가 상승하면 당질이 일으키는 만성 염증이 생기고, 이 만성 염증이 다시 인슐린 저항성을 악화시키는 악순환이 반복된다. 다시 한번 강조하지만, 인슐린 저항성을 개선하려면 몸속에 남아도는 당질이 생기지 않도록 처리 능력을 초과할 정도로 당질을 과다 섭취해서는 안 된다.

당질 제한의 역설
비워야 채울 수 있다

몸이 많은 양의 당질을 받아들이려면 인슐린 저항성을 개선해야 한다. 3장에서 설명했듯이, 인슐린 저항성을 개선하는 가장 확실한 방법은 간헐적 단식과 당질 제한이다.[2] 단식으로 혈액 속의 혈당량과 인슐린 저항성이 개선되고, 인슐린 치료를 받아 인슐린 필요량이 저하되었다는 연구 결과도 있다. 역설적이지만 몸이 많은 양의 당질을 받아들이려면 처음에는 당질을 제한해야 한다.

내가 운영하는 건강학교에서는 수강생들에게 '건강 습관 28일'이라는 프로그램을 체험할 기회를 제공한다. 28일간 간헐적 단식과 운동, 수면 패턴을 습관화하기 위해 마련한 프로그램이다. 진도가 빠른 사람은 식사 내용을 크게 바꾸지 않고 이 건강 습관을 실천하기만 해도 몸이 확연하게 달라진다. 오늘의 몸 상태는 어제까지 몇 십 년간 지속해온 생활 방식의 영향을 받아 만들어졌다. 그런 몸이 고작 4주간의 노력으로 바뀐다니 굉장하지 않은가.

그렇더라도 어차피 이 프로그램은 4주간의 체험에 불과하다. 초기에는 프로그램이 끝나자마자 원래 생활로 돌아가는 사람도 많았다. 그도 그럴 만했다. 뇌는 새로 체험한 습관보다는 몇십 년간 고수해온 습관을 더 자연스러운 행동으로 받아들이기 때문이다.

일반적으로 우리가 새로운 생활 습관에 적응하는 데 평균 66일이 걸린다.[3] 그 시간 동안 행동의 시작을 담당하는 뇌 영역이 전전두엽이라는 고도로 정교한 정보 처리를 담당하는 부위에서 대뇌 기저핵이라는 더 원시적인 부위로 바뀐다.

간단한 습관이면 더 짧은 기간에 몸에 밸 수 있다. 그러나 지금까지 시간을 생각하지 않고 간식을 먹었거나, 운동을 전혀 하지 않았거나, 수면의 질과 시간을 의식하지 않고 지낸 사람이라면 사정이 다르다. 이런 사람들은

여유를 두고 3개월 정도 대뇌 기저핵에 새로운 습관을
기억시킬 시간이 필요하다.

본 브로스 단식
영양 결핍 없이 굶기

본 브로스bone broth는 동물 뼈를 넣고 끓인 수프, 쉽게 말하면 사골국을 뜻한다. 소나 닭, 생선 뼈를 푹 고아내기 때문에 특별히 싫어하지 않는다면 몇 그릇이라도 들이킬 수 있다. 본 브로스는 뼈 외에도 연골이나 힘줄 등 결합 조직을 함께 넣고 끓이는 까닭에 콜라겐과 젤라틴은 물론 글루타민 같은 아미노산도 풍부하게 들어 있다. 장누수증후군 같은 장질환이 있는 경우 장 기능 개선 효과도 기대할 수 있는 영양가 높은 음식이다.[4]

다만 사골국을 끓일 때 뼈의 질은 깐깐하게 따져 봐야한다. 화학물질에 의한 오염, 지질의 질이라는 관점에서 볼 때 가급적 자연에서 자란 동물의 뼈를 선택하는 것이 좋다. 목초 먹인 소, 방목해 키운 닭 혹은 자연산 물고기 뼈를 선택하는 것이 이상적이다. 그러나 재료 가격을 고려한다면 현실적으로 닭 뼈를 이용하는 것이 가장 합리적이다. 닭 뼈만으로는 콜라겐이 부족할 수 있으니 껍질도 함께 넣어 24시간 정도 푹 끓인다.

본 브로스 단식은 영양 결핍을 일으키지 않고 당질을 끊는 데 그 목적이 있다. 당질을 섭취하지 않으면 초기에는 몸에서 금단 증상이 나타난다. 당질이 없는 상태에 익숙지 않아 뇌에서 당질을 섭취하라는 지령을 내린다. 내 경험에 비춰볼 때 5일 정도 당질을 끊으면 이 지령은 잠잠해진다. 4일간 본 브로스 단식을 하고 마지막 하루는 소량의 당질을 섭취하면 초기 금단 증상을 극복할 수 있다.

본 브로스 단식을 하는 동안 사골국은 무제한으로 섭취해도 된다. 마음 내킬 때 원하는 만큼 먹는다. 한 가지 음식만 계속 먹으면 쉽게 질릴 수 있으므로 흑후추와 강황, 사과식초 등을 넣어 맛의 변화를 주는 것도 좋다.

처음 이틀간은 오로지 사골국만 마시고 이후에는 물과 차, 허브차를 함께 마신다. 사흘째부터는 코코넛오일

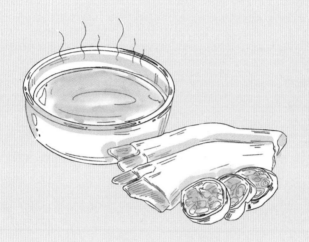

과 목초 먹인 소에서 얻은 기 버터를 넣은 커피도 아침에 한 잔 정도 마셔도 괜찮다. 나흘째부터 점심은 채소로 만든 스무디, 저녁은 채소 샐러드 위주로 가볍게 먹는다. 처음 사흘간은 비타민과 미네랄 부족을 막기 위해 비타민 보충제를 복용하는 것이 좋다.

단식 근력
당 없어도 대사 가능한 능력

단식 경험이 없는 사람이 본 브로스 단식에 도전한 후 내놓는 감상은 두 가지로 나뉜다. 첫 느낌은 지금까지 한 번도 경험해본 적이 없을 정도로 머리가 맑아지고 몸 상태가 좋아졌다는 것이다.

몸속 가득 쌓인 에너지(간, 근육에 쌓인 글리코겐)가 모두 소진된 후에는 당질 대신에 단백질과 지방이 에너지원으로 사용된다. 이런 에너지원 교체가 순조롭게 이루어진 사람은 몸이 한결 가벼워진다. 그러나 에너지원 교체가 순조롭지 못하고 몸이 계속 당질을 찾는다면, 에너지가 고갈되어 강렬한 오한과 권태감, 떨림, 때에 따라서는 구역질과 구토, 잦은 설사 증상이 나타난다.

당질 의존도가 높은 사람은 단식 첫날 저녁에 이런 증상이 나타나 도중에 중단할 수 있다. 겨우 아침과 점심 두 끼를 걸렀을 뿐이지만, 당질을 섭취하지 않은 만큼 몸에서 강한 금단 증상이 나타난다. 그럴 때는 무리하지 말고 일단 단식을 끝내고 가볍게 한 끼를 먹는다. 기껏 도전했는데 단념해야 한다고 생각하면 우울해질 수 있지만, 사실 전혀 그럴 일이 아니다. 오히려 자기 몸의 예비력을 알게 되었으니 매우 유의미한 일이라 할 수 있다. 이 같은 당질 의존도는 '하루 16시간 먹지 않는' 간헐적 단식을 계속하면 서서히 줄어든다.

단식을 지속할 수 있는 능력은 당질이 없더라도 대사가능한 능력에 달려 있다. 당질이 모두 소진된 후에는 단백질과 지방이 에너지원으로 사용된다. 따라서 단식을 지속할 수 있는 능력은 당질에서 다른 영양소로 에너지원을 교체할 수 있는 능력이라 할 수 있다. 나는 이를 '단식 근력'이라 부른다. 일반적인 근력과 마찬가지로 단식 근력도 반복하다 보면 몸이 기억하게 돼 눈에 띄게 강해진다.

본 브로스 단식을 완수하지 못했더라도 1~2개월 후

다시 도전하면, 전보다 훨씬 수월하게 단식을 경험할 수 있다. 건강학교 수강생 중에는 무려 여섯 차례나 도전한 사람도 있는데, 그는 여섯 번째가 가장 수월했다고 말했다. 단식 근력이 실제로 도움이 된 것이다. 단식 근력이 쌓인 사람들은 재해가 닥쳐 식료품을 구하지 못하는 상황에서도 거뜬히 버텨낼 수 있을 것이다.

사골국을 마시는 단식은 물만 마시는 단식과 비교하면 꽤 편하게 할 수 있다. 사골국에는 단백질과 아미노산, 지질이 들어 있으므로 영양 결핍에 시달릴 위험이 적다. 소화 흡수 작용이 계속되고 있지만, 고형물을 처리하는 것보다 장 부담이 덜하고 장 점막 위축도 없다. 일반적인 단식 후에는 장 점막이 위축되기 때문에 며칠 동안 소화에 좋은 회복식을 먹어야 한다. 그러나 본 브로스 단식 후에는 먹는 양을 줄이는 것 외에 별다른 주의 사항이 없다.

당뇨병이 지병인 사람, 특히 당뇨병 치료제를 먹는 사람이나 인슐린 치료를 받는 사람은 담당 의사의 허락 없이 단식해서는 안 된다. 그런 사람들은 보통 섭취하는 열량에 따라 약물 투여량이 정해져 있기 때문에 단식하면 저혈당증을 일으킬 수 있다.

크레셴도 단식
단계적으로 강도 높이기

4일간의 본 브로스 단식을 끝마친 후에는 간헐적 단식을 습관화하고 운동을 시작한다. 초보자라면 처음부터 무리하기보다는 운동 습관을 들이는 데 집중한다.

하루 16시간 동안 단식하고 나머지 8시간 동안 틈틈이 식사한다. 당질 의존도가 낮은 사람은 첫날부터 어렵지 않게 16시간 단식할 수 있다. 그러나 평소 틈틈이 간식을 먹고 잠들기 직전에도 주전부리를 먹어온 사람은 잘 때를 제외하고 계속 음식을 섭취한 셈이다. 그러다가 갑자기 16시간 동안 아무것도 먹지 않고 수분만 섭취하는 것은 매우 힘든 일이다.

1~2주 차에는 12시간 동안 단식하는 것을 목표로 삼

는다. 12시간 단식에 익숙해지면 14시간, 16시간으로 먹지 않는 시간을 점차 늘려나간다. 3주 차는 하루 14시간 단식을 기본으로 하고 일주일에 이틀은 16시간 단식하는 식으로 접근해본다. 4주 차에는 주 3일 이상 하루 16시간 단식하고, 가능하다면 20시간 단식에도 도전해본다.

이렇게 단계적으로 강도를 높여가는 단식법을 '크레셴도 단식'crescendo fasting이라 부른다. 크레셴도는 악보에서 음을 점점 세게 연주하라는 뜻이다.

먹지 않는 16시간 동안에는 수분을 충분히 섭취하는 것이 중요하다. 특히 변비가 있는 사람은 식사로 인한 자극이 줄어들므로 수분 섭취가 부족하면 배변이 어려워진다. 이런 경우 배변을 돕기 위해 마그네슘제제와 두부 만드는 데 쓰이는 간수, 비타민C 보충제 등을 적당히 먹으면 좋다.

이 16시간 동안은 당질을 제한해 인슐린 분비를 막는 것이 목적이다. 금식 중이라 해도 MCT오일(포화지방산의 한 종류인 중간지방사슬을 말한다. 주로 코코넛오일과 버터, 치즈, 팜유, 우유 등의 식품에 함유되어 있다 - 옮긴이), 목초 먹인 소에서 얻은 기 버터를 넣은 커피는 마실 수 있다. 소량이라면 커피에 콜라겐 파우더를 넣어도 괜찮다.

하루 16시간 단식에 성공하면 경험하는 가장 큰 변화는 낮 시간의 질이 높아진다는 점이다. 졸음이 사라지고, 업무를 처리하거나 공부할 수 있는 시간이 늘어 하루를 알차게 보냈다는 만족감이 크게 높아진다.

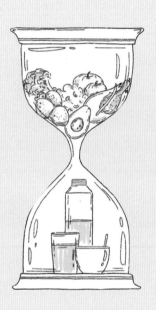

운동 습관
자기 몸 이용하는 체중부하운동

운동이 건강에 미치는 영향은 과학적으로 증명되었다. 운동하지 않는 습관은 병을 부르고 수명을 단축한다.[5] 이는 누구나 알고 있는 사실이지만, 하루 1분도 운동하지 않고 보내는 사람이 많다. 식사에는 신경 써도 운동은 하지 않는 사람이 매우 많은 것이 현실이다.

식사와 운동은 건강의 두 바퀴다. 어느 한쪽이 모자라도 효과를 보지 못한다는 사실을 명심해야 한다. 헬스클럽에서 주 3회 땀을 흘려도 너무 많이 먹으면 효과는 반감한다.

운동은 어떤 운동을 얼마나 오래 하느냐보다는 매일 꾸준하게 하는 것이 중요하다. 매일 운동하는 습관은 건강한 생활 방식을 유지하는 데 필수적인 요소다. 당연한 일처럼 매일 하다 보면 피로가 쌓일 만큼 오랜 시간 달리거나, 이튿날 근육통으로 일어나지도 못할 만큼 과하게 근력을 단련할 필요가 없게 된다.

30대 이후 가장 중요한 것은 근력을 유지하면서 관절에 무리가 가지 않게 운동하는 일이다. 젊은 시절과 달리 근육을 무리하게 사용하다 관절이 상하면 평생 통증을 안고 살아야 할지 모른다.

매일 하는 운동은 자기 몸을 이용해 근육을 단련하는 이른바 체중부하운동body weight training으로 충분하다. 건강학교에서는 '28일간 매일 2분 운동한다'라는 목표로 운동을 시작한다. 2분 운동은 30초 운동 3회, 15초 휴식 2회로 이루어진다. 30초간 운동하고 15초간 휴식하는 방식이다.

고작 2분이라 생각할 수 있지만, 실제로 해보면 매일 아침 2분 운동하는 것도 녹록지 않다. 늦잠을 자거나, 오늘은 하기 싫다면서 자기 합리화를 하면 운동을 계속할 수 없다. 일단 30초는 전력을 다해야 한다. 스톱워치로 시간을 재가며 단시간 집중해서 실행해야 장기간 지속할 수 있다.

건강학교에서는 28일간 매일 어떤 운동을 했는지 보고해야 한다. 일종의 강제력을 부여해 운동을 계속하도록 유도하는 것이다. 사실 습관을 들이는 것은 개인의 의지력이 아니다. 중요한 것은 그 행동을 지지하고 응원해주는 주변 환경이다.[6]

주변 환경의 도움 없이 혼자 힘으로 해야 한다면 자신에게 강제력을 부여하는 것이 필요하다. 주변 사람들에게 매일 운동했다고 보고하거나, 소셜미디어에 실제로 운동한 기록을 남기는 등 매일 활동을 남에게 알리는 것도 운동을 강제하는 효과적인 방법이다. 그렇게까지 할 필요가 있나 싶겠지만, 그만큼 습관을 들이는 일이 어렵다. 평생 건강한 생활 방식을 지켜나가려면 무엇보다 운동 습관을 들여야 한다.

걷기 습관
하루 7500보 실천하기

1장에서 이야기했듯이, 운동의 목표는 근력을 키워 체
간體幹을 안정시키는 것이다. 근력이 떨어지면 보폭이
좁아지고 보행 거리도 줄어든다. 고령자가 휘청거리며
걷는 모습을 잘 관찰하면, 어떤 근력을 키워야 하는지
실마리를 잡을 수 있다.

걸을 때 몸이 움직이는 구조를 살펴본다. 한쪽 다리
를 앞으로 내밀어 몸이 앞쪽으로 이동하는 동안 다른 쪽
다리로 체중을 떠받친다. 한쪽 다리로 체중을 떠받칠 수
있는 근력이 없으면, 앞으로 내민 다리를 서둘러 지면에
내려놓을 수밖에 없다. 그 결과 보폭이 좁아지고 걷는
자세가 불안정해진다.

오늘날에는 책상에 앉아서 일하는 사람들이 많고 걷지 않는 생활이 일상이 되었다. 걷지 않으면 다리 근력이 떨어지는 것은 말할 것도 없다. 앉아 있는 시간의 길이가 발병률과 입원율, 사망률에 영향을 미친다는 연구 결과도 있다.[7] 평소 앉아 있는 시간을 줄이기 위해 각별한 주의를 기울여야 한다.

그럼 얼마나 걸어야 효과적일까? 평균 연령 72세인 미국 여성 1만6741명을 대상으로 일평균 걸음 수와 사망률 관계를 조사했다.[8] 연구자들은 연구 시작 시점의 걸음 수를 기준으로 실험 대상자를 각각 2718보, 4363보, 5905보, 8444보의 네 집단으로 나누었다. 그런 다음 이들을 평균 4년 3개월 동안 관찰한 결과, 일평균 걸음 수가 가장 적은 집단(2718보)과 비교해 걸음 수가 가장 많은 집단(8444보)은 사망률이 58퍼센트나 낮았다.

일평균 걸음 수가 많을수록 사망률은 낮지만, 그 효과는 7500보 전후에서 한계점에 이르렀다. 예부터 하루 1만 보를 걷는 것이 건강에 좋다고 했다. 이런 연구 결과를 바탕으로 하루 7500보 걷기를 실천해보면 어떨까? 또 다른 연구에 따르면, 하루에 1천 걸음만 걸어도 사망률이 감소했다. 지금보다 조금 더 걷는 것이 가져다 주는 건강상 이점은 이루 헤아릴 수 없이 많다.[9]

일단 걸음 수를 재는 만보기부터 지니고 다니자. 요즘은 스마트폰이나 시계로도 걸음 수를 잴 수 있다. 나는 예전부터 디지털 만보기를 휴대하고 다니면서 걸음 수를 신경 쓰고 있다. 이런 계측기를 몸에 지니기만 해도 걷기에 대한 동기부여가 되고 걸음 수가 늘어난다는 연구 결과도 있다.[10] 무엇을 사용하든 하루 동안 걸음 수를 측정하고 확인하기만 해도 걷기가 습관화될 것이다.

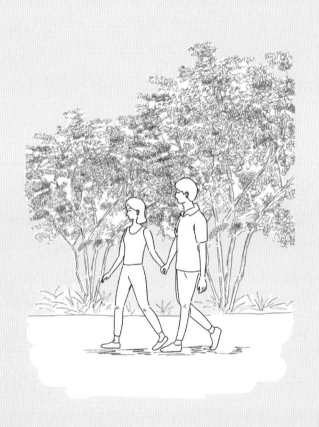

근육 단련법
작심삼일 인간을 위하여

우리는 보디빌더가 되려는 것이 아니므로 눈에 띌 만큼 훌륭한 근육은 필요 없다. 근육이 위축되지 않고 몸놀림이 자유로운 상태를 유지하는 정도로 충분하다. 당연한 이야기지만, 운동은 다양하게 하는 것이 좋다. 무턱대고 이런저런 종목을 시도하기보다는 원하는 근육을 단련하는 데 필요한 운동을 선택해야 한다. 운동 습관이 몸에 배었다 싶으면 강도를 높여나간다.

운동 목표는 4분간 고강도 인터벌 트레이닝interval training을 하는 것이다. 인터벌 트레이닝은 빠르게 달리는 구간과 천천히 달리는 구간으로 나누어 반복하는 운동법으로, 지구력을 키울 때 주로 쓰인다. 심폐 기능과 근력을 균형 있게 단련하기 위해 20초간 고강도 인터벌 트레이닝을 한 후 10초간 휴식하는 것을 8회 반복하는 다바타 운동법Tabata training(일본 운동생리학자 다바타 이즈미가 1996년 스피드스케이팅 대표팀의 운동 능력을 향상하기 위해 개발한 운동법 – 옮긴이)을 도입한다.[11]

거기에 근력 단련을 위해 다음 세 가지 운동을 포함시킨다.

- 어깨뼈(견갑골) 주위 근육을 움직이는 운동
- 배꼽 아래 복근을 움직이는 운동
- 엉덩이(둔부) 근육을 움직이는 운동

어깨뼈 주위 근육

어깨뼈 주위에는 다양한 근육이 붙어 있지만, 그중에서도 회전근개rotator cuff라고 불리는 어깨뼈와 팔뼈를 잇는 근육군이 있다. 이 회전근개는 겉으로 드러나지 않는 이너 머슬inner muscle이므로 의식적으로 단련하지 않으면 위축되기 십상이다. 일반적으로 어깨 관절의 안정

성이 떨어지면서 나타나는 사십견, 오십견이라 불리는
증상은 회전근개의 근력 저하도 원인 중 하나다.

회전근개를 단련하는 운동은 전문적인 영역이므로
여기서는 생략하지만, 어깨뼈 근육을 키우려면 팔굽혀
펴기(엎드려뻗친 자세에서 짚은 팔을 굽혔다 폈다 하기)를 하
는 것이 좋다. 팔굽혀펴기는 몸을 낮출 때 좌우 어깨뼈
를 모은다는 느낌이 들어야 한다. 좌우 어깨뼈가 모이
는 부위에는 갈색지방이라 해서 지방을 태워 신진대사
를 촉진하는 특별한 지방이 분포되어 있다.[12] 이 부위를
자주 움직이면 체온이 올라가고 신진대사가 활발해지는
효과가 있다. 갈색지방이 많은 사람은 심부전증과 고혈
압, 당뇨병, 관상동맥질환, 뇌혈관질환 등 만성질환을 앓
을 가능성이 작다.

근력이 없는 사람이나 여성은 일반적인 팔굽혀펴기
를 하면 허리를 다칠 위험이 있으므로, 다음 그림처럼
무릎을 꿇거나 벽을 이용하는 방법으로 시작하는 것이
좋다.

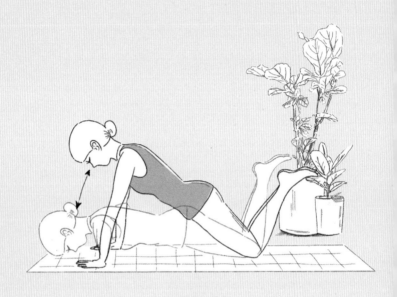

팔굽혀펴기

배꼽 아래 복근

배꼽 아래 복근이라 하면 어디를 말하는지 퍼뜩 떠오르지 않을지 모른다. 대개 복근이라 하면 좌우 복근이 각각 세 갈래로 갈라진 부분을 상상할 것이다. 그곳이 선명하게 잘 드러난 상태를 식스팩이라 한다.

복근은 복부 앞 중앙에 배곧은근(복직근)을 말하며, 좌우 각각 네 갈래로 갈라져 있다. 배꼽 아래 배곧은근 가장 아래 부위를 가리켜 배꼽 아래 복근이라 한다. 눈에 잘 띄지 않는 이 부위의 근력이 떨어지면 배가 튀어나온다. 어린아이처럼 배가 볼록 튀어나온 사람은 이 복근이 현저하게 약해진 상태다. 배꼽 아래 복근의 근력 저하는 복압 저하로 이어져 요통과 변비의 원인이 되기도 한다.

흔히 '단전 호흡'이라 해서 단전으로 호흡하면 건강해진다고 한다. 단전丹田은 배꼽 아래 몇 센티미터 되는 곳을 말하는데, 생명 활동의 중심인 이곳에 힘을 주면 자율신경이 조절되고 피로가 개선되는 효과가 있다. 단전 호흡을 할 때도 배꼽 아래 복근이 단련되지 않으면 단전에 힘을 줄 수 없다. 배꼽 아래 복근을 단련하는 것은 생명 활동을 유지하는 데도 필수다.

배꼽 아래 복근, 즉 배곧은근 가장 아래 부위는 윗몸 일으키기 같은 복근운동으로는 좀처럼 단련할 수 없다. 이곳을 단련하려면 상체가 아니라 다리를 올리는 운동이 필요하다. 바닥에 누운 자세로 양쪽 다리를 번갈아 올리는 '얼터네이트 레그 레이즈'alternate leg raise 운동으로 하복부에 힘을 주는 연습을 집중적으로 실시한다. 이때 복부가 아프지 않도록 배꼽 아래 복근에 온 신경을 집중한다.

그 밖에도 근력이 없는 사람이 꼭 했으면 하는 운동으로 '플랭크'plank가 있다. 플랭크는 팔꿈치와 발끝으로 몸을 지탱하는 운동으로, 엎드린 자세에서 팔을 바닥에 대고 어깨부터 발목까지 일직선이 되게 한다. 동작은 간단해 보이지만, 실제로 해보면 처음에는 1분도 견뎌내기 어렵다. 이 운동을 30초에서 1분간 반복하면 하복부를 단련하는 효과가 있다. 다만 자세가 흐트러지면 허리를 다칠 수 있으므로 허리가 과도하게 젖혀지지 않도록 주의해야 한다. 근력이 없는 사람은 무릎을 꿇은 자세로 시작해보는 것도 좋다.

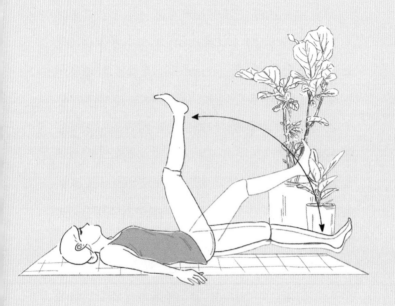

얼터네이트 레그 레이즈

엉덩이 근육

걷는 게 힘들어지면 가장 크게 위축되는 부위가 엉덩이 근육이다. 배, 등 근육과 함께 엉덩이 근육은 몸을 지탱하는 데 매우 중요한 역할을 한다. 엉덩이 근육이 약한 사람은 한쪽 다리로 서기 어려워, 똑바로 선 채로 바지를 입거나 양말을 신을 때 휘청거리게 된다.

엉덩이 근육을 단련하는 운동이라 하면 으레 양발을 어깨너비로 벌리고 서서, 발바닥을 바닥에 밀착한 채 등을 펴고 무릎을 구부렸다 폈다 하는 스쿼트squat를 떠올린다. 이런 일반적인 스쿼트 동작은 주로 엉덩이 근육보다 넓적다리 근육을 단련하는 효과가 있다. 우리는 일상생활에 필요한 근육을 단련하는 것이 목적이므로 의자에서 앉았다 일어나기를 반복하는 의자 스쿼트를 권한다.

의자에 앉은 자세에서 일어났다가 천천히 앉는 동작을 반복한다. 이때 배곧은근 가장 아래 부위에 힘을 주면 운동 효과가 배가된다. 양발로 힘들이지 않고 일어날 수 있는 사람은 한 발로 일어나는 동작도 시도해본다.

처음에는 쉽지 않을 수 있다. 한 발로 일어나기 어려

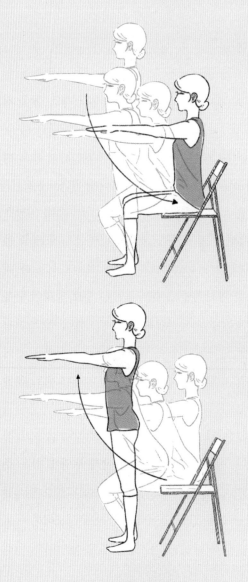

의자 스쿼트

우면 양발로 일어나고, 엉덩이가 살짝 들리면 한 발로 서 있다가 다시 천천히 한 발로 앉는다. 이 운동을 아침에는 물론 책상에 앉아 일하는 틈틈이 반복한다.

이 세 가지 근육을 단련하는 방법은 이외에도 여러 가지가 있다. 인터넷에서 검색하거나 전문 트레이너에게 상담해 아침 운동 시간에 다양한 운동을 해본다. 같은 운동만 계속하면 몸이 자극에 익숙해져 운동 효과가 반감된다.

수면의 힘
잠들기 전 루틴 만들기

수면 시간이 짧고 수면의 질이 떨어지면, 건강에 우리가 상상하는 것보다 훨씬 더 심각한 문제가 생긴다. 잠이 부족하면 두뇌 회전이 느려지고 창의력이 떨어진다는 사람이 많다.

실제로 잠을 설치면 숙면했을 때와 비교해 판단 능력이 현저하게 떨어진다는 연구 결과도 있다.[13] 판단 능력 저하 정도는 만취했을 때와 같은 수준이다.[14] 수면 시간이 7~8시간일 때 심장병과 뇌졸중 발병률이 가장 낮고, 그보다 짧을수록 발병률이 높아진다.[15] 짧은 수면 시간은 비만과 식욕 증진의 원인이 되기도 한다.[16] 단순한 수면 부족으로 생각하고 장기간 수면 시간이 부족한 채로 지낸다면, 뜻밖의 혹독한 대가를 치르게 된다.

잠들기 전에 하는 루틴이 있다면 수면의 질을 높이는 데 도움이 된다. 가장 간단한 루틴으로 심호흡을 들 수 있다. 심호흡은 낮 동안 흥분 상태였던 교감신경 우위의 자율신경을 부교감신경 우위로 이끌어 긴장을 완화하는 효과가 있다. 가슴을 펴고 숨을 크고 깊게 내뱉는 호흡법을 10회 정도 반복하면 수면의 질이 개선된다.

밤에 컴퓨터 작업을 하거나, 스마트폰을 들여다보고 있노라면 '조금만 더 하다 자야지' 하는 생각이 들 때가 있다. 그때마다 나는 서둘러 하던 일을 마무리하고 일찍 잠자리에 들려고 애쓴다. 안경을 쓰고, 컴퓨터를 야간 모드로 전환해 블루라이트를 차단하는 것은 물론이다. 잠들기 직전까지 컴퓨터나 스마트폰을 만지작거리면, 수면 호르몬인 멜라토닌이 충분히 분비되지 않는다.[17] 늦어도 잠들기 1시간 전에는 전자기기 사용을 멈추는 것이 좋다.

잠들기 전에는 조명을 낮추어 책을 읽거나 일기를 쓰면서 하루를 돌아보는 것도 좋다. 수면 시간을 줄여 밤에 일하면 그 순간에는 마음이 뿌듯할 수 있다. 그러나 다음 날 온종일 일의 효율이 떨어져 줄어든 수면 시간 이상의 시간을 허비하게 된다. 나는 수면 시간과 잠들기 전 심호흡은 이튿날은 물론 평생에 걸쳐 보상이 돌아오는 가장 큰 투자로 여기고 꼭 지키려 노력한다.

습관의 뇌과학
몸에 각인시키는 시간

16시간 단식할 때 식사하는 시간은 8시간이다. 한 번 식사할 때마다 약간 모자란다 싶을 만큼 먹는다면, 식사하는 시간에는 밥 외에 과일을 먹어도 괜찮다. 다음 장에서 다룰 금하는 것이 좋은 먹거리 역시 단식 목적을 생각해 단기간 먹지 말아야 하지만, 그 한도는 스트레스를 받지 않는 수준에서 그쳐야 한다. 다만 스스로 정한 식사하는 시간만큼은 꼭 지키는 것이 좋다. 단식하는 시간에는 틈틈이 물을 마셔 충분한 수분을 섭취한다.

운동도 마찬가지다. 아침에 일어나 몇 분간 운동하는 것으로 끝내서는 안 된다. 오랜 시간 책상에 앉아 있다면 의식적으로 일어나서 그 자리에서 할 수 있는 운동,

이를테면 스쿼트와 같은 가벼운 운동을 한다. 벽에 두 손을 짚고 한 발로 스쿼트를 하거나, 한 발로 서서 균형을 잡는 운동을 한다. 걸을 때도 의식적으로 배꼽 아래 복근에 힘을 주고 똑바로 걷는 연습을 한다.

이 모든 일을 한꺼번에 하려 들면 뇌가 격렬하게 저항할 수 있으므로 하나씩 차근차근 실시한다. 운동을 시작할 때는 상당한 의지력이 필요하지만, 나중에는 익숙해져서 운동하는 것을 당연하게 여긴다. 이는 뇌에서 행동을 결정하는 부위가 대뇌 기저핵으로 이동했다는 신호다.[18]

습관이 되어 몸에 배면 더 이상 의지력이 필요 없게 되므로 다른 습관을 들이는 데 그것을 사용할 수 있다. 이런 방법으로 28일마다 한 가지씩 건강에 좋은 습관을 들여나간다면, 1년 후에는 열두 가지 건강 습관을 갖게 된다. 그때 자신의 건강 상태가 어떨지 상상해보라. 일단 습관을 들이고 싶은 행동을 한 가지 정해 시작해보자.

5장

건강에 대한 태도

초가공식품
먹고 싶은 게 몸에도 좋다?

머릿속에 먹고 싶은 것이 떠오르면 그것을 꼭 찾아 먹는가?

예부터 지금 먹고 싶은 것이 몸에 필요한 영양소라 했다. 한방에서는 음식에 신맛, 쓴맛, 단맛, 매운맛, 짠맛의 다섯 가지 맛이 있다고 보고, 맛의 차이에 따라 식사를 다섯 가지 성질로 분류했다. 몸이 각각의 맛을 찾을 때마다 아픈 장기가 있기 때문에 그곳을 중점적으로 달래야 한다고 여겼다. 신맛을 찾을 때는 간이 좋지 않다는 신호, 쓴맛을 찾을 때는 마음이 허하다는 신호로 해석하고, 그 맛을 내는 식자재로 음식을 조리해 먹으며 몸의 기력을 회복했다.

말하자면 그때그때 맛있어 보이는 것을 먹으면서 건강 관리를 해왔다는 이야기다. 그러나 현대에는 '이거 먹고 싶어', '저거 맛있겠다!'라며 머릿속에 떠오르는 음식을 모두 먹는 것은 매우 위험한 일이다. 일본에서 사용 허가를 받은 식품첨가물만 1600종이 넘는다(식품의약품안전처에 따르면, 국내에서 사용 허가를 받은 식품첨가물은 2022년 현재 619종으로 다른 나라에 비해 적은 편이다 – 옮긴이). 식품 회사들은 이런 식품첨가물을 사용해 맛을 돋우고, 먹음직스럽게 꾸미고, 달콤한 향을 더하고, 입맛을 자극해 우리의 오감을 어지럽힌다.

인간의 미각은 10세 무렵이면 거의 굳어진다. 어린 시절부터 식품첨가물이 잔뜩 들어간 가공식품, 정크푸드를 먹다 보면 그 맛에 길들게 된다. 그런 식품에는 진한 국물의 감칠맛이나 신선한 재료의 상큼한 맛이 담겨 있지 않다. 그렇다 보니 재료 본연의 맛이나 담백한 맛을 즐기지 못하고 염분과 당분, 유분이 잔뜩 들어간 자극적인 음식만 찾게 된다.

오늘날 식품, 특히 가공식품을 고를 때는 '맛있어 보이는 것을 먹으면 몸에 좋다'라며 자신의 미각과 오감에 의지하기보다는 뇌의 힘을 빌리는 것이 좋다. 우리가 사먹는 식품은 가공의 정도에 따라 최소가공식품(1그룹), 가공한 요리 재료(2그룹), 가공식품(3그룹), 초가공식품(4그룹)의 네 그룹으로 분류된다.[1]

1그룹은 가공되지 않았거나 최소한으로 가공된 식품을 말한다. 신선한 채소, 과일, 씨앗류, 달걀이나 우유 같은 동물의 천연생산물을 말리거나 갈거나 볶거나 끓이거나 얼리거나 저온 살균한 식품 등이 속한다. 2그룹은 1그룹의 식품이나 자연에서 얻은 재료를 가공한 요리 재료로 오일류, 버터 같은 지방류, 식초류, 설탕류, 소금류 등이 속한다. 3그룹은 1그룹의 식품에 2그룹의 요리 재료를 혼합해 만든 가공식품이다. 신선한 빵, 생선 통조림, 과일 통조림, 훈제하거나 삶아 말린 육류, 치즈 등이 속한다.

우리가 눈여겨봐야 할 것은 4그룹으로 초가공식품이다. 탄산음료, 과자, 아이스크림, 공장에서 대량 생산한 빵, 아침 식사용 시리얼, 소시지나 치킨 너깃 같은 육류를 재구성한 식품, 편의점 도시락, 냉동 피자, 케이크 믹스, 즉석 수프, 즉석 면 등등. 어느 순간부터 우리 눈앞에는 초가공식품이 당연하다는 듯 놓여 있다.

초가공식품에는 자연에서 구할 수 없는 합성 화학물질이 들어간다. 합성 화학물질은 몸속에 흘러들면 소화 흡수가 되지 않고 몸 밖으로 쉽게 배출되지도 않는다. 초가공식품을 섭취하면 심혈관질환과 조기 사망 위험,[2] 유방암을 비롯한 전체 암 발병 위험,[3] 비만 위험[4]이 상승한다.

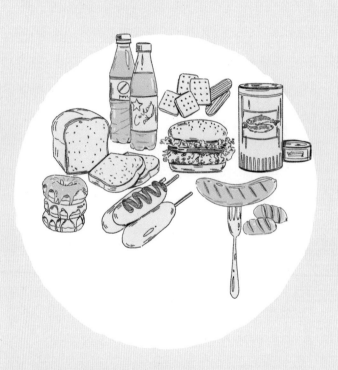

가짜 식품
초가공식품에 들어 있는 것들

초가공식품은 제조 단계에서부터 여타 식품군과는 다른 단계를 거친다. 초가공식품을 만드는 방법은 장난감 프라모델을 만드는 것과 별반 다르지 않다. 일반적인 요리에서는 사용하지 않는 다양한 정제당(액상과당, 말토덱스트린, 포도당, 유당), 가공 유지(수소화 혹은 에스테르 교환으로 만들어진 기름), 가공 단백질(가수분해 단백질, 대두 단백질 분리물, 글루텐, 카세인, 유청 단백질)이 들어간다.

이런 물질들은 고수확 품종의 식물성 식품(유전자 조작 옥수수, 밀, 대두, 사탕수수 등), 공장형 축산에서 나온 동물 사체 등을 정제하거나 분쇄하거나 추출해서 만든 것이다. 한데 섞어서 모양을 빚거나 튀기거나 굽거나 하는 기계화된 공정을 거쳐 식품으로 조립된다. 여기에 착색제, 향료, 유화제, 그 밖의 식품첨가물을 넣어 구미를 당기게 하고, 방부제를 넣어 보존 기간을 늘리고, 세련된 모양새로 포장하면 완성이다.

초가공식품은 원재료와 만드는 방법을 알면 도저히 음식이라 생각할 수 없는 먹거리다. 본연의 재료가 무엇인지 그 정체를 알 수 없는 가루와 액체가 가공 과정을 거쳐 최종적으로 먹음직스러운 식품으로 탄생하는 것이다.

현대에는 이런 방법으로 만든 가짜 식품이 곧바로 소비할 수 있다는 편리성과 기업의 공격적인 마케팅에 힘입어 신선식품으로 차린 식사를 대체하고 있다. 우리는 공장에서 대량 생산한 빵, 시리얼, 요구르트, 채소 주스 등으로 아침을 먹으며 매일같이 초가공식품을 다량 섭취한다. 자기도 모르는 사이 섭취하는 초가공식품의 양이 늘면서 건강에 미치는 피해도 갈수록 커지고 있다.[5]

국제 학술지에는 현대에 발생하는 여러 건강 피해의 직접적인 원인으로 초가공식품에 함유된 식품첨가물을 지목하는 연구가 잇달아 게재되고 있다. 동물 실험에서는 식품, 의약품을 비롯해 화장품에 사용되는 증점제(식품첨가물 등에 첨가하면 점도가 높아지는 물질 – 옮긴이)인 카르복시메틸셀룰로오스CMC와 폴리소르베이트 80PS80가 장내 상피세포를 보호하는 점액을 파괴한다는 결과가 나왔다.[6] 장을 지키는 보호막인 점액이 파괴되면 세균이 손쉽게 침투할 수 있다.

이런 첨가물은 또 대사 활동을 교란해 대사증후군을 일으키고, 과식과 체중 증가를 초래할 수 있다. 첨가물의 하나인 유화제(물과 기름처럼 섞이지 않는 것을 쉽게 섞이도록 하는 물질)가 장내 세균총(장내에 서식하며 인간과 공생하는 미생물 집단 – 옮긴이)을 교란한다는 연구 결과가 발표되면서, 식품첨가물과 장염의 관련성에 관심이 집중되고 있다.[7]

식사는 가급적 가공되지 않는 자연식품을 직접 조리하여 섭취하고, 매일 과자를 먹거나 편의점 도시락으로 끼니를 때우는 생활에서 벗어나는 것이 좋다.

글루텐 프리

빵 먹을 때 장에서 일어나는 일

건강한 음식 공부를 시작한 사람이라면 글루텐이라는 말을 한 번쯤 들어봤을 것이다. 글루텐은 밀에 들어 있는 단백질로, 밀가루를 물에 풀 때 점성과 탄력을 일으키는 물질이다. 이 글루텐 성분이 장에 좋지 않은 영향을 미친다는 사실은 널리 알려져 있다.

서구에서는 글루텐으로 인해 유발되는 자가면역질환인 셀리악병을 앓는 사람이 전체 인구의 1퍼센트에 이른다.[8] 이런 사람들은 글루텐이 들어 있는 밀을 비롯해 호밀, 보리 등을 섭취할 수 없다. 한편 셀리악병에 걸리지 않은 사람들도 글루텐이 들어 있지 않은 식품, 이른바 글루텐 프리 식품을 섭취했더니 몸이 한결 좋아졌다는 경우가 많다. 이런 이유로 서구에서는 많은 사람이 글루텐 프리 식생활을 실천하고 있다.

우리는 셀리악병 발병률이 서구인만큼 높지 않아 글루텐에 대해서도 크게 신경 쓰지 않는 분위기다. 글루텐 관리, 이대로 괜찮을까?

글루텐이 장내에서 일으키는 반응 중 하나는 장누수증후군이다. 일반적으로 장 점막 세포는 서로 연결되어 단단히 결합하고 있다. 이 세포 사이 단단한 결합을 헐겁게 하는 물질은 조눌린zonulin이라는 단백질이다. 조눌린 분비량이 증가하면 장 점막 세포의 결합이 헐거워지면서 세포 사이에 틈이 생기는데, 이를 장누수증후군이라 한다. 글루텐은 장 점막 세포에 작용해 조눌린 분비를 유도한다. 바꿔 말하면 글루텐이 소화되고 흡수될 때마다 장누수증후군이 발생한다.

장 내부는 몸의 바깥쪽이라 할 수 있다. 언뜻 납득하기 어려울 수 있지만, 장 내부는 몸속이 아니다. 우리 몸은 입에서 항문까지 몸을 관통하듯 한 줄기 관이 지나가며, 도중에 위가 있고 소장이 있고 대장이 있다.

장 표면은 단 한 겹의 점막 세포가 지키고 있다. 피부는 여러 겹으로 쌓인 세포와 각질로 이루어져 몸 안과 밖을 분리해준다. 피부를 지키는 세포와 각질을 뚫고 이물질이 침투하기란 쉽지 않다. 그러나 장 내부에서 보면 고작 장 점막 세포 한 겹만 뚫으면 곧바로 몸속으로 침투할 수 있다. 글루텐을 섭취할 때마다 장 점막 세포 사이에 그런 틈이 생긴다.[9]

건강한 장 점막 세포는 점액을 분비해 장 표면에 보호막을 생성한다. 장내 면역 세포와 유익균의 공동 작업으로 독소 침입이 차단되면서 영양소만 통과할 수 있다. 장누수증후군이 발생하면 장 점막 세포 사이 틈으로 장내 독소가 침투한다. 장내에 발생한 염증은 몸에 필요한 영양소 흡수를 막는다.[10]

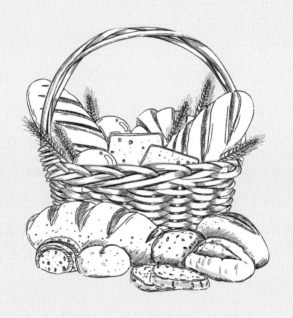

장누수증후군
절대 악은 아니다

장누수증후군을 일으키는 것은 우리 몸에 필요한 메커니즘이다. 장내에 몸에 해로운 병원체가 침투하면 장 세포 사이 틈으로 수분이 배출되고, 면역 물질과 면역 세포가 출동해[11] 병원체를 씻어낸 후 설사 형태로 재빨리 몸 밖으로 내보낸다.[12] 바꿔 말하면 장누수증후군은 몸의 필요에 따라 일어나는 작용이다.

장누수증후군은 나쁜 것이 아니다. 그러나 밀가루를 먹을 때마다 장 점막 세포 사이 결합이 헐거워지면 곤란하다. 빵이나 파스타, 국수 등 밀가루 음식을 자주 먹는 사람은 장 점막 세포 사이 결합이 헐거워진 상태라고 볼 수 있다. 자신은 빵이나 파스타를 먹어도 속이 괜찮으므로 그런 일이 일어나지 않는다고 생각할지 모른다. 그러나 글루텐에 의한 장누수증후군은 모든 사람에게 일어나는 현상이다.[13]

장누수증후군이 발생하면 점막 세포 사이 틈을 통해 장내 독소뿐 아니라 세균과 음식물 등이 몸속에 침투한다. 글루텐 자체도 몸속에 흘러들어 글루텐에 대한 항체가 생긴다. 이 글루텐에 대한 항체는 뇌에도 손상을 일으키는 것으로 알려졌다.[14] 글루텐 외에도 단백질과 펩타이드 같은 다양한 항원이 몸속에 흘러들어 항체가 생긴다.

자가면역질환은 면역계가 자기 조직(자가항원)을 공격하는 항체(자가항체)를 생산해 스스로 제 몸을 공격하는 질환이다. 장누수증후군과 자가면역질환(제1형 당뇨병, 크론병, 다발성경화증, 강직성척추염 등) 사이에는 강한 연관성이 있다는 사실이 밝혀졌다.[15] 장누수증후군으로 항체가 활발하게 생겨나면서 면역 과잉 반응이 일어나는 것이 원인으로 보인다.

셀리악병 발병률이 낮다는 점을 고려하면, 우리는 글루텐이 없는 식사를 평생 계속할 이유가 많지 않다.[16] 그러나 밀가루에 반응하는 장 내부를 회복시키기 위해서라도 빵이나 파스타, 국수 같은 밀가루 음식이나 밀가루를 사용하는 튀김 등을 섭취하는 빈도는 줄일 필요가 있다.

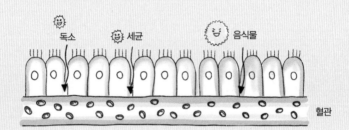

음식 불내성
몸에 맞지 않는 음식

장누수증후군을 일으키는 식품은 밀가루만이 아니다. 장내 세균은 장내 환경을 조절하는 데 중요한 역할을 한다. 장내 세균의 유전 정보는 장내 면역 기능에 큰 영향을 미친다. 장내 세균 불균형은 과도한 면역 반응을 일으켜 장누수증후군의 직접적인 원인이 된다. 밀가루를 먹지 않아도 장 내부에 염증이 있으면 장누수증후군이 발생할 수 있다.

장내 환경을 교란하는 요인에는 식사, 만성 스트레스, 환경 독소 등이 있다. 식사와 관련해 장내에 염증을 일으키기 쉬운 오메가6 비율이 높은 식물성 기름의 과다 섭취, 식품첨가물 섭취 등은 모든 사람에게 악영향을 미친다.[17] 과음은 물론[18] 아스피린을 비롯한 소염진통제, 경구 피임약 등의 약물[19]도 장내 환경을 교란한다.

식사와 관련해 장내 환경을 교란하는 요인으로 음식 불내성food intolerance을 꼭 기억해야 한다.[20] 음식 불내성이란 특정 음식을 먹을 때마다 위나 장에서 불쾌한 증상이 나타나는 것을 말한다. 음식에 대한 반응은 사람마다 다르므로 개별적으로 조사해야 한다. 이른바 음식 알레르기는 그 음식을 먹을 때 즉각 증상이 나타난다. 이런 즉각적인 알레르기 반응은 음식을 먹는 사람이 가장 잘 알고 있으므로 자주 발생할 위험이 낮다. 문제는 먹은 음식에 대해 몸에서 거부 반응을 보이지만 그 정도가 심각하지 않아 계속 먹을 때다.

앞서 밀가루가 장누수증후군을 일으킨다고 했는데, 셀리악병이 아니더라도 밀가루를 먹으면 속이 안 좋은 사람이 있다. 이를 비셀리악 글루텐 민감성non-celiac gluten sensitivity이라 부른다.[21] 비셀리악 글루텐 민감성은 특별한 처방이 없다. 일단 밀가루를 비롯해 글루텐이 없는 식사를 계속하다 얼마간 시간이 지난 후 다시 먹어보는 경구 유발 시험으로 판단하는 수밖에 없다.

우리 중에도 겉으로 드러나지 않은 비셀리악 글루텐 민감성 환자가 많다. 내가 운영하는 건강학교 수강생 사례를 살펴보면, 28일간 글루텐이 없는 식사를 한 후 다시 글루텐이 있는 식사를 할 때 약 20퍼센트가 어떤 형태로든 증상이 나타났다고 답했다. 나 역시 밀가루 음식을 먹으면 배변이 매우 나빠진다.

비셀리악 글루텐 민감성은 글루텐을 다시 먹었을 때 나타나는 증상 강도에 따라 삼가야 하는 정도가 달라진다. 자신이 직접 음식을 먹어보며 확인하는 경구 유발 시험을 해보면, 밀가루 음식을 어느 정도 삼가야 하는지 기준을 세울 수 있다.

그 밖에도 유제품, 달걀 등 알레르기를 일으키기 쉬운 식품은 얼마간 식단에서 제외했다가 다시 넣는 것이 좋다. 매일 달걀을 먹던 사람이 한동안 달걀 제한식을 한 후 다시 먹었다가, 똑바로 서 있지도 못할 만큼 강한 불내성 증상을 겪는 일도 있다.

이런 음식 불내성 증상을 일으키는 정확한 메커니즘은 아직 밝혀지지 않았다. 식품에 들어 있는 방부제와 유화제, 잔류 농약 등에 반응했을 가능성도 있다.[22] 다시 먹었을 때 부정적인 반응이 나타나는 식품을 계속 먹으면, 나빠진 장내 환경이 개선되지 않으므로 주의해야 한다.

장내 유익균
흙에서 자란 식품 먹기

우리는 채소나 과일에서 어떤 영양분을 얻을까? 인간은
스스로 에너지를 만들어낼 수 없다. 식물은 광합성 작용
으로 대기 중의 이산화탄소를 흡수해 씨앗과 열매, 이파
리에 탄수화물, 지질, 단백질 형태로 영양분을 쌓아둔다.
식물 생육에 필요한 질소와 인산, 칼륨(포타슘) 등의 영
양분은 흙에서 뿌리를 통해 흡수한다. 그렇게 흡수한 질
소로 단백질을 만들고, 인으로 지질을 합성해 씨앗과 열
매, 이파리에 쌓아둔다. 인간과 동물은 그런 식물을 섭
취해 영양분을 얻고 있지만, 본래 모두 흙에서 나온 것
이므로 대지의 성분을 먹고 있는 셈이다.

일반적으로 식물은 모래에서는 자라지 못하지만, 흙

에서는 잘 자란다. 모래와 흙의 차이는 그 안에 생물 유해와 부패물, 미생물이 존재하느냐 여부에 있다. 흙 속에 미생물이 없으면 식물 뿌리가 영양분을 제대로 흡수할 수 없다.

사람의 장 점막을 확대한 사진을 보면 작은 돌기 모양의 구조로 되어 있는데, 이는 얼핏 식물 뿌리와 같은 역할을 한다. 식물과 마찬가지로 인간은 장 내부에 장내세균이 없으면 영양분을 원활하게 흡수할 수 없다. 장내세균이 어떤 영양분을 얼마나 흡수할지 조절하는 역할을 하기 때문이다.[23] 장 내부에는 우리에게 좋은 일을 하는 세균인 유익균이 풍부해야 한다.

채소나 과일을 먹자고 하면 부정적인 반응을 보이는 사람이 있다.

"화학 비료와 농약을 사용한 농업이 관행이 된 최근 50년간, 당근의 비타민A 함유량은 약 3분의 1, 시금치의 비타민C 함유량은 4분의 1 이하로 줄었다. 채소의 영양가가 뚝 떨어졌으니 그다지 먹고 싶지 않다."

그럼 채소나 과일 대신 무엇을 먹고 있는가? 대지의 성분을 섭취하려면 채소나 과일 외에 대체할 만한 것이 없다. 장내 유익균의 주된 먹이가 되는 난소화성 전분이나 식이섬유를 섭취하기 위해서라도 식물로 만든 음식을 먹는 것은 매우 중요하다. 몸속에 대지의 성분을 유입하기 위해 채소나 과일을 먹는다는 마음가짐이 중요하다. 3장에서 소개했듯이, 난소화성 전분은 소장에서 바로 소화되지 않고 대장까지 도달한다. 밥을 식히면 난소화성 전분의 양이 늘어난다.[24]

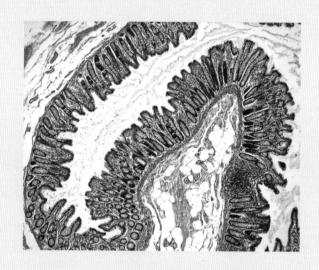

장 점막[25]

에너지 음료
수명 단축하는 주범

에너지 음료는 편의점이나 마트에서 손쉽게 구할 수 있다. 보통은 일이나 공부를 열심히 하고 싶거나 해야 할 때 에너지 음료를 마신다. '자양 강장', '영양 보급' 등에 도움이 되는 성분이 들어 있는 의약외품(각종 영양 음료)과 달리 에너지 음료는 탄산음료로 분류된다. 이런 에너지 음료를 장기간 복용하면 건강을 해친다는 지적이 있다.

일본 NHK는 2017년 젊은 세대가 에너지 음료 과다 섭취로 카페인 중독에 빠져 병원으로 긴급 이송되는 실태를 보도했다. 일본중독학회에서는 지난 5년간 101명이 에너지 음료 중독으로 병원으로 이송되었으며, 그중 3명이 사망했다는 사례를 발표했다.

에너지 음료에는 카페인을 비롯해 다양한 약효 성분이 들어 있다. 문제는 졸음을 쫓고, 지치고 힘들어도 활기차게 일하기 위해 단시간에 여러 병을 마신다는 것이다.

대표적인 에너지 음료 중 하나인 레드불에는 한 캔당 80밀리그램의 카페인이 들어 있다. 카페인의 양만 놓고 보면 커피 한 잔에 80밀리그램, 홍차 한 잔에 50밀리그램이 들어 있으므로 레드불에 과다하게 함유된 것은 아니다. 그러나 탄산음료에는 액상과당 등이 들어 있는 까닭에 한꺼번에 여러 병을 마시기 쉽다. 또 다른 인기 에너지 음료인 몬스터에너지는 한 캔당 무려 142밀리그램의 카페인이 들어 있으므로 더욱 주의해야 한다.

에너지 음료의 실제 효과는 어떨까? 한 실험에서 건강한 남녀를 두 그룹으로 나누어, 한 그룹에만 카페인이 200밀리그램 들어 있는 파이브아워에너지5-hour ENERGY라는 에너지 음료를 마시게 했다. 그런 다음 두 그룹 모두에게 인지신경학적 작업을 맡기고 반응을 관찰했다.

실험 결과, 에너지 음료를 마신 사람들은 6시간 후에도 몸이 전혀 피곤하지 않다고 말했다. 그러나 실제 작업 결과는 에너지 음료를 마시든 마시지 않든 별 차이가 없었다. 바꿔 말하면 몸은 쌩쌩하고 활기가 넘쳤지만, 작업 효율이나 성과에는 큰 영향을 미치지 않았다.[26] 오히려 에너지 음료를 마시면 혈압과 심박수가 유의미하게 상승하고, 작업 도중에 뇌 혈류가 감소하는 것으로 나타났다.[27]

그 밖에도 에너지 음료가 부정맥과 뇌전증, 자살 기도 등의 부작용을 일으킨다는 지적도 있다.[28] 카페인 함유량이 거의 비슷한 커피 섭취와 부정맥 발병률 사이 상관관계가 인정되지 않은 것과 대조적이다.[29] 에너지 음료에는 카페인뿐 아니라 과라나 같은 식물의 약효 성분, 다량의 설탕 등도 들어 있다.

장기간 복용할 때 몸에 미치는 영향에 관해서는 아직 데이터가 충분하지 않다. 그러나 수면의 질이 크게 떨어지고,[30] 알코올과 함께 섭취하면 치명적인 부정맥이 증가한다는 주장이 제기되고 있다.[31] 동물 실험에서는 에너지 음료를 마시면 심장 근육이 얇아지고, 미토콘드리아 기능이 떨어지는 것으로 나타났다.[32]

한마디로 에너지 음료는 장기적인 안전성이 담보되

지 않고, 마셔도 작업 효율이 크게 오르지 않는다. 이런 음료를 마시면서 수명이 단축될 위험을 무릅쓰기보다는, 충분히 자고 일어나 피로를 떨쳐낸 뒤 일하거나 공부하는 편이 더 나은 선택이다.

에센셜 오일
상비해두고 틈틈이 사용하기

로즈메리나 페퍼민트 같은 에센셜 오일essential oil(방향유)을 사용해본 적이 있는가? 주변에서 보면 에센셜 오일을 아로마를 좋아하는 세련된 여성의 전유물인 양 생각하는 사람들이 많다. 이는 기원전 3000년 고대 이집트 시대부터 건강과 의료 목적으로 널리 사용되어온 유서 깊은 물건이다.

특유의 향기를 지닌 에센셜 오일은 식물의 꽃과 잎, 줄기, 열매, 뿌리, 수액 등을 추출해 만든 고농축 오일이다. 종류는 수백 가지가 넘고, 호르몬 균형 조절[33]과 면역력 향상,[34] 뇌 기능 개선,[35] 진통 효과,[36] 항우울 효과[37] 등 그 효능을 다룬 의학 문헌도 놀랄 만큼 많다.

수많은 에센셜 오일 중에서 추천하고 싶은 다섯 가지를 소개한다.

라벤더

주로 신경 안정과 숙면 목적으로 애용되고 있는 라벤더 오일은 그 밖에도 여러 가지 건강상 이점이 있다.[38] 강력한 항산화물질인 라벤더는 염증을 억제하는 효과가 있어[39] 화상이나 칼로 벤 상처를 치유하고 통증을 완화하는 데 사용된다. 아로마 세러피에서 가장 많이 사용되는 오일 중 하나다. 옷깃이나 베개에 두세 방울 떨어뜨리거나, 디퓨저에 넣어 방향제로 사용하면 긴장 완화 효과를 볼 수 있다.

프랑킨센스

유향으로도 불리는 프랑킨센스frankincense 오일은 지중해 연안 지역에서 자라는 유향나무 수액을 추출해 만든 에센셜 오일이다.

프랑킨센스는 동서양에서 오랫동안 사용되어온 약재로 동방박사가 황금, 몰약沒藥과 함께 아기 예수에게 준 세 가지 선물 중 하나였다. 고대 이집트에서는 미라를 만들 때 방부제로 사용하기도 했다. 항염증 작용, 거담 작용, 방부 작용은 물론 항불안 작용과 항신경 작용을 한다.[40] 수 세기 동안 천식과 피부병, 위염 등의 치료제로 민간요법에 사용되었다. 항염증 작용 때문에 방광암의 염증 완화를 비롯해 항암 효과가 있을 것으로 기대된다.[41]

멜라루카

티트리tea tree라는 이름으로 유명한 멜라루카*Melaleuca alternifolia*는 오스트레일리아 원주민들이 오래전부터 약초로 사용해온 허브의 한 종류다. 18세기 영국 탐험가 제임스 쿡 선장이 괴혈병에 시달리는 선원들에게 차처럼 끓여 마시게 하면서 차나무로 알려지게 되었다.

멜라루카 오일은 항균 효과와 항진균 효과가 있으며, 항생물질 같은 내성이 생길 우려가 없어 일상에서 다양

하게 사용되고 있다.[42] 항바이러스 효과도 뛰어나 치약
으로 사용해도 좋으며 여드름, 무좀 등 각종 감염증을
치료하고 예방하는 데도 도움이 된다.

물에 희석해 살균소독제, 탈취제, 공기정화제로도 쓸
수 있다. 감기가 유행하는 계절에는 마스크 안에 두세
방울 떨어뜨리거나, 원액을 희석해 피부에 직접 바르면
감염을 막는 효과를 볼 수 있다.

페퍼민트

가장 널리 쓰이는 허브 중 하나인 페퍼민트는 지중해
연안에서 나오는 서양박하를 말한다. 향기가 후추pepper
처럼 톡 쏘면서 상쾌하다고 해서 '페퍼민트'라 불린다.
페퍼민트에 함유된 멘톨의 시원한 향기와 몸에 발랐을
때의 서늘한 감촉은 이루 말할 수 없이 상쾌한 느낌을
준다.

페퍼민트는 예부터 식용과 약용으로 폭넓게 사용되
어왔으며, 아이스크림에 넣거나 차를 끓여 마시면 특유
의 향을 즐길 수 있다. 항균 효과가 있어, 치약에 첨가해

구취를 예방하는 데 널리 사용된다. 소화불량, 구토, 멀미 등 위장 기능을 개선하는 데도 효과가 있다.[43] 항염 효과, 진통 효과, 피부 개선 효과도 있으므로 라벤더 오일과 섞어 햇볕에 탄 피부를 관리하는 용도로 사용하면 좋다.

오레가노

내가 감기에 걸렸다 싶을 때 가장 먼저 찾는 것이 바로 오레가노oregano 오일이다. 잎과 꽃으로 차를 끓여 마시면 항균 효과, 항진균 효과, 항바이러스 효과를 볼 수 있다.

지중해 음식에 널리 쓰이는 오레가노는 전통적으로 감기와 소화불량, 구토증 등을 다스리는 민간요법에 널리 사용되어왔다. 카르바크롤carvacrol이라는 항산화물질이 들어 있는 오레가노 오일은 방부 작용과 살균 작용이 있어, 장내 만성 칸디다증에 효과가 뛰어나다.[44] 장내 환경 개선에도 사용되는데, 장 건강을 위해 먹었더니 무좀이 나았다는 사람도 있다. 고농축 오일이므로 10일

이상 계속 복용하지 않도록 주의해야 한다.

이런 종류의 에센셜 오일 외에 블렌드 오일도 있다. 화학물질이 대량 첨가된 시판 향수 대신 자신의 취향에 맞는 향수를 직접 만들어 사용해보는 건 어떨까.

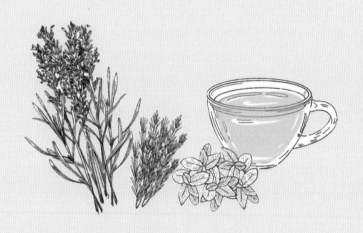

몸가짐
자세 의식하기

많은 사람이 건강을 고민할 때 식사, 운동, 수면, 스트레스에 대한 여러 가지 대책을 세운다. 그러나 자세를 바로잡아야 한다고 생각하는 사람은 몇이나 될까?

장시간 서 있거나 앉아 있을 때 자세에 신경 쓰고 있는지 자문해본다. 스마트폰을 보거나 컴퓨터 앞에 앉아 작업하는 일이 많은 사람은 아무래도 화면을 들여다보기 위해 고개를 내미는 바람에 어깨뼈가 덩달아 앞으로 이동해 흉곽이 움츠러들게 된다.

평소 자신이 그런 자세를 취한다는 사실에 주의를 기울이지 않은 사람은 거북이처럼 고개를 내민 채로 자세가 굳어버린다. 최근에는 십 대들 사이에서도 고개를 내민 자세를 많이 볼 수 있는데, 목뼈를 엑스레이로 찍어 보면 이미 변형이 시작된 것을 확인할 수 있다.

사람의 등뼈 척추는 S자형으로 되어 있다. 척추의 등쪽으로 두께가 1센티미터 정도 되는 척수라는 신경이 뻗어 있다. 척수가 지나는 척추의 공간은 S자형일 때 가장 공간이 넓어지도록 배치되어 있다. 자세가 나쁘다는 것은 이 공간이 찌그러져 있다는 이야기다. 바꿔 말하면 척수신경을 압박해 두통은 물론 목이나 팔다리에 통증이 나타날 수 있다.[45]

척수신경에서는 팔다리로 이어지는 신경뿐 아니라 내장으로 이어지는 신경도 나온다. 심장, 폐, 장, 방광, 항문까지 모두 척수에서 신경이 갈라져 나온다. 자세가 나쁘면 이런 장기에도 문제가 생긴다. 자세가 나쁜 것만으로도 폐활량이 줄어들고 호흡 기능이 떨어질 수 있다.[46] 호흡 기능 저하는 온몸 구석구석에 도달하는 산소 공급과 혈액의 pH 균형에 큰 영향을 준다.

자세가 나쁘면 배 안의 압력이 높아져 요실금 위험이 커진다. 변비가 있는 사람은 대체로 자세가 나쁜 경우가 많다. 외래 진료를 보다 보면, 요통이 있는 사람 중에 변비인 사람이 많다는 것을 알 수 있다. 배변할 때 배 안의 압력이 적절하게 유지되지 않는다는 점, 척수에서 장까지 신경 자극의 균형이 악화했다는 점이 이유인 것으로 보인다. 변비를 개선하려면 자세부터 바로잡아야 한다.

바른 자세란 서 있을 때는 머리 위치가 수직으로 골반 위에 있는 것을 말한다. 어깨를 내리고 어깨뼈는 약간 뒤쪽으로 당긴다. 코의 위치가 가슴뼈보다 앞으로 나와 있지 않은지, 옆에서 볼 때 귀 위치가 어깨선 위에 있는지 확인한다. 배 주위를 단단히 고정하는 것이 중요하며, 배꼽이 척추에 가까워지도록 배를 약간 당기는 듯한 자세로 선다. 이렇게 배에 힘을 주면 단전에 힘이 들어가는 것을 의식할 수 있다. 4장에서 의식적으로 단련해야 하는 몇 가지 근육에 관해 설명했는데, 이런 근육은 자세를 유지하는 데도 중요하다.

웃는 연습
오늘 몇 번 웃었는가

오늘 당신은 몇 번 웃었는가? 자신 있게 대답하지 못한
다면 썩 좋지 않은 신호라고 생각해야 한다. 사람은 의
식적으로 웃지 않으면 점점 웃지 않게 된다. 지금 자기
얼굴을 스마트폰 카메라로 찍어본다. 깊은 팔자주름과
함께 입술 양 끝이 내려가 있다면 웃는 연습을 할 필요
가 있다.

사람은 갈수록 더 웃지 않는다는 사실이 연구 결과로
도 드러났다.[47] 65세 이상 일본인 남녀 2만 명을 대상으
로 조사한 결과, 매일 웃는다고 대답한 사람은 43퍼센
트에 불과했다. 뒤이어 '일주일에 1~5일 웃는다', '한 달
에 1~3일 웃는다', '웃지 않는다'가 각각 37퍼센트, 12퍼

센트, 8퍼센트를 기록했다.

이 연구는 웃는 빈도와 발생 질환의 연관성을 살펴보기 위해 진행되었는데, 웃지 않는 사람은 심장병과 뇌졸중에 걸릴 위험이 확연하게 크게 나타났다. 흡연, 비만 등의 영향을 배제해도 결과는 마찬가지였다.

이외에도 웃음과 건강의 연관성을 다룬 연구는 많다. 웃음이 불면증을 개선하고,[48] 면역력을 증진하며,[49] 당뇨병을 개선하는 효과[50]가 있다는 연구 결과도 있다.

인간의 몸은 늘 정신의 상태와 연결되어 있다. 재미있는 일이 있어서 웃었기에 건강한 것이 아니다. 이런 결과는 '웃는다'라는 프로그램이 건강을 개선하는 효과가 있다는 사실을 보여준다. 의식적으로 '웃는' 행위를 하는 것만으로도 건강이 좋아진다.

어린 시절에는 스스럼없이 웃었지만 이른이 되면 더 이상 웃지 않게 된다. 어느 정도 나이 들면, 특히 마흔 살이 넘으면 의식적으로 웃는 연습을 할 필요가 있다.

나는 건강학교 수강생들에게도 웃는 훈련을 시킨다. 처음에는 지금까지 쓰지 않던 볼 근육을 쓰기 때문에 얼굴에 근육통이 생기기도 하지만, 2주간 계속하다 보면 근육이 저절로 움직이게 된다. 표정이 바뀌게 되고, 주변 사람들의 반응이 달라지는 것에 놀라는 사람도 적지 않다. 지금까지 자기 표정이 주변에 어떤 영향을 주었는지 알 수 있다.

만약 어떤 식으로 웃어야 할지 모르겠다면, 인터넷에서 '뒤센 미소'Duchenne's smile (심리학자 폴 에크먼이 진정한 기쁨과 행복에서 비롯된 미소를 두고 붙인 이름. 진짜 미소를 지을 때 눈 주변 근육이 수축하고 양쪽 입꼬리가 올라간다는 사실을 처음으로 발견한 19세기 프랑스 신경학자 기욤 뒤센의 이름을 따서 명명했다-옮긴이)[51]를 찾아보고, 그 얼굴을 떠올리며 거울 앞에서 웃는 연습을 해본다.

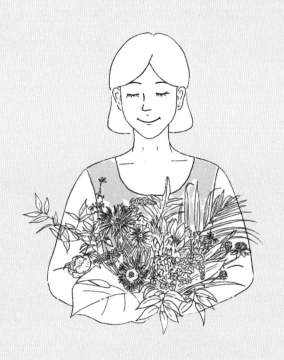

사고의 힘
만족을 아는 삶

우리는 자신에게 무언가가 부족하다 싶으면 항상 그것을 채워줄 것을 찾는다. 현대사회가 물질적으로 풍요롭다는 사실은 의심의 여지가 없다. 일본을 놓고 보면 먹을 것이 없어 힘겨운 것도 아니고, 언제든 스마트폰으로 좋아하는 동영상을 볼 수 있고, 인터넷으로 주문하면 이튿날이면 물건이 도착한다. 그러나 사람들은 항상 불안감을 느끼며 살아간다. 시대가 변해도, 물질적으로 풍요로워져도, 스트레스를 안고 살아가는 사람 비율은 변하지 않는다. 아무래도 물건이든 정보든 '좀 더'를 외치면서 욕심을 내기 때문인 것 같다.

건강에서 가장 중요한 것은 '사고'의 힘을 이해하는

것이다. 식사, 운동, 수면이 모두 중요하다. 그러나 아무리 좋은 식사를 하고, 운동을 열심히 하고, 잠을 충분히 자기 위해 노력해도 늘 무언가를 걱정하고 자책하는 습관이 있는 사람은 건강해지기 어렵다.

지금까지의 사고 바꾸기

항상 화가 나 있는 사람에게 갑자기 긍정적으로 사고하고 웃는 표정을 지으라고 하거나, 사소한 일도 끙끙 앓는 사람에게 그러다가는 병에 걸려 누워 지낼지도 모르니 불안해하지 말라고 말해도 소용없다. 사고 역시 습관임을 이해하면 식사, 운동, 수면과 마찬가지로 긍정적인 방향으로 유도하는 연습이 필요하다는 사실을 깨닫게 된다.

지금 무슨 생각을 하고 있는가? 사람에게 아무것도 생각하지 않는 시간이 있다고 믿는가? 당신이 지금 생각하는 것은 의식적으로 생각하고 있다는 자각이다. 뇌는 24시간 365일을 생각하고 있다. 의식적으로 생각하는 뇌는 50비피에스bps(1초 동안 보낼 수 있는 비트 수로 정보 처리 능력) 정도의 정보밖에 처리하지 못하지만, 무의식 수준에서는 1100비피에스의 정보를 처리한다.[52] 특별한 이유는 없지만, 어떤 사람이 좋다거나 싫다거나 하는 반응은 이보다 22만 배 뛰어난 무의식 수준의 반응에서 처리된다.

눈앞에 놓여 있는 과자를 먹기로 마음먹기 0.35초 전에 이미 무의식을 관장하는 뇌 영역이 그런 의사 결정의 신호를 보낸다.[53] 무심코 과자를 집어 먹게 하는 그 결정은 내 의사로 이루어지는 것이 아니라 무의식 수준에서 이루어진 것이다. 이 무의식의 뇌가 내린 의사 결정이 바람직하지 않은 결과를 초래한다면, 의식적으로 무의식 수준의 뇌가 결정한 생각을 바꾸도록 유도해야 한다. 이런 훈련과 습관화에는 특별한 지식이나 물건은 필요하지 않다. 오히려 지식이나 물건은 방해가 된다.

현실적으로 이런 바람직하지 않은 의사 결정이 이루어지는 요인은 무엇일까? 하루에 단 몇 분이라도 좋으니 명상을 하면서 뇌와 대화를 나누어본다. 여기에 다음과 같이 자신이 가진 것에 감사하는 루틴을 포함시키는 것도 좋다.

아침에 일어날 수 있었다

매일 걸을 수 있다

밥을 먹을 수 있다

가족이 웃으며 지낼 수 있다

직장에서 동료의 도움을 받았다

타인의 친절을 경험했다

의식적으로 감사하기

지금 자신이 가진 것만으로도 충분하다는 사실을 알고 감사하며, 부정적으로 생각하는 사고방식에서 벗어난다. 그렇다고 영적인 이야기를 하려는 것은 아니다. 나는 영감도 육감도 없는 전형적인 이과형 인간이다. 그러니 사고의 힘과 의식의 힘으로 조절하면 정말 현실이 바뀐다. 인과관계가 인정된다면 그것은 어엿한 과학이다. 명상의 효과는 이미 과학적으로 증명되어 뇌과학의 한 영역으로 받아들여지고 있다.[54]

매일 명상하는 가운데 자신이 바라는 것과 미래를 생각한다. 22만 배 빠른 무의식이 외치는 '좀 더, 좀 더'를 지금 상태에서 '충분하다'로 바꾸어 쓸 수 있다면 뇌의 의지력이 점점 쌓인다. 그렇게 쌓인 의지력을 자신이 바라는 진짜 미래에 써본다. 그 무렵에는 '만족할 줄 안다'라는 것이 무엇인지 이해하고, 자연스럽게 살짝 모자라다 싶은 선에서 식사를 멈출 것이다.

지속 가능한 소식 생활을 위한 5가지 제안

2020년 9월, 많은 사람이 코로나19로 불안에 떨고 있을 때 첫 책을 출간했다. 그 후 얼마 지나지 않아 출판사에서 '절식'을 주제로 차기작을 써보지 않겠느냐고 제안해왔다. 절식이란 절도 있는 식생활을 유지하는 가운데 '무엇을 얼마나 먹을 것인가' 외에 '언제 먹을 것인가'도 고려하는 식사법을 말한다.

하루 중 식사 시간을 제한하는 간헐적 단식이 몸의 생리적 기능에 얼마나 이로운 식사법인지 나 역시 체험했다. 이전에 내 배변 주기는 2~3일에 한 번꼴이었지만, 하루 16시간 단식하는 동안 규칙적으로 배변하는 몸으로 바뀌었다.

지금 내가 실천하고 있는 식사법은 다음과 같다.

- 식사는 20퍼센트 적게 먹는다
- 가공식품은 가급적 피한다
- 채소, 과일 등으로 식이섬유, 항산화물질을 섭취한다
- 동물성 단백질, 유제품은 기호품으로 여긴다
- 물을 자주 마신다

이런 변화는 나뿐 아니라 건강학교 수강생들도 많이 경험했다. 이 책을 쓰면서 지금까지 건강학교를 거쳐 간 수강생들의 얼굴이 떠올랐다. 수강생들의 실제 체험담을 독자와 공유하고 싶어 도움을 청했다. 기꺼이 협력해 준 아라키 씨, 시바타 씨, 후지시로 씨, 야마나카 씨에게 깊이 감사드린다.

몇몇 사람들은 되도록 먹지 않는 것, 1일 1식 식사법이 건강에 좋다고 여긴다. 우리 몸은 의외로 튼튼해 먹지 않아도 아무렇지도 않다. 그래서 먹지 않을 때가 지나치게 먹을 때보다 단기적으로는 더 건강해진 느낌이 든다. 그러나 1장에서 소개한 세계의 장수촌 블루존 사람

들의 식사를 살펴보면, 채소 위주로 식단을 꾸리며 20퍼센트 적게 먹는 것이 무조건 먹지 않는 것보다 건강에 좋다고 여긴다. 먹는 시간을 정해놓고 규칙적으로 먹고, 적당한 선에서 식사를 마쳐 배부른 상태로 잠들지 않는 것이 무엇보다 중요하다.

그러나 이 책을 쓰면서 역시 식사 조절만으로는 부족하다는 생각을 떨칠 수 없었다. 식습관이 서구화되고, 먹거리가 다양해진 오늘날 우리는 어떤 음식을 선택할 것인가? 가공식품이나 패스트푸드의 위험에 관해 언급하고 싶었다. 그러자면 운동과 스트레스, 그리고 변비와 해독을 언급할 수밖에 없었고, 결과적으로 식생활 전반에 걸쳐 다루게 되었다. 그 결과 '이렇게나 주의할 점이 많았나?' 하고 독자를 혼란에 빠뜨렸을지 모른다.

이제까지 많은 건강법과 영양보조제, 건강용품을 시도해보았지만 '이거 하나면 건강해질 수 있다'라는 것은 아직 발견하지 못했다. 지금 시점에서 최선은 매일 지속 가능한 방식, 즉 마트에서 구할 수 있는 식자재로 식사를 준비하고, 운동을 거르지 않으며, 매일 숙면하는 생활로 정리할 수 있다. 여기에 대인관계에서 스트레스를 받지 않는 사고법이 더해지면, 건강에 대한 불안은 사라지지 않을까?

💬

이 책에서 소개하는 생활 방식을 하나씩 시도해보고, 자신에게 맞는 것들을 반복해 습관으로 만들기 바란다. 습관을 들일 수 있는 것은 기껏해야 한 달에 한 가지다. 그러나 1년이 지나면 건강에 좋은 열두 가지 습관이 몸에 밴다. 그렇게 생각하면 눈앞의 한 가지 건강 습관에 집중하게 되니 마음도 한결 편해지지 않을까? 나 역시 지금도 건강 습관을 하나씩 하나씩 쌓아가고 있다.

"99퍼센트가 넘는 사람이 마흔 살 이후에는 삶을 바꾸지 않고 타성으로 살아간다."

어느 선생님이 들려준 이야기다. 건강하지 못한 식습관에 익숙한 사람은 계속 나쁜 식습관을 유지하고, 평소 운동하지 않던 사람은 계속 운동하지 않으며, 타인에게 분노와 스트레스를 느끼는 사람은 그런 인간관계를 계속 이어간다. 한편으로는 진실이지만, 다른 한편으로는 꼭 그렇지만도 않다.

마흔다섯 살까지 나는 내 시간을 모두 일에 쏟아부으
며 정신없이 살아가는 의사였다. 나는 한결같이 어제와
같은 오늘을 살았고, 내일도 같은 일을 할 거라 생각하
며 기절하듯 잠자리에 들었다. 그런 생활을 계속했다면
이후 아무런 변화를 꾀하지 않은 채 타성으로 살아갔을
것이다. 어떤 변화가 있다고 해도 고작해야 개업의가 되
는 선에서 그치고, 변함없는 사고와 발언과 행동과 습관
을 반복하다 인생의 마지막을 맞이했을 것이다. 그때까
지 나는 무언가 특별한 존재가 아닐까 기대한 적도 있었
지만, 의사로서 정신없이 바쁘다는 점을 제외하면 타인
과 다를 바 없는 삶을 살아가고 있었다.

그러나 마흔아홉 살인 지금, 내게 상상하지 못한 극
적인 변화가 나타났다. 나는 외과의사로 일할 뿐 아니
라 온라인으로 건강학교를 운영하고, 책을 출간하고, 유
튜브에 동영상을 올리며 19만 명에 가까운 구독자와 소
통하고 있다. 마흔다섯 살의 내가 상상하지 못한 변화가
일어난 것이다. 이런 변화는 도대체 어디에서 시작되었
을까?

'나비 효과'라는 말을 들어본 적이 있는가? 미국 기상

학자 에드워드 로렌즈가 "브라질에서 나비가 날갯짓하면 텍사스에서 토네이도가 일어날 수 있다. 그러므로 장기적인 기상 예측은 불가능하다"라고 말한 데서 유래되었다. 지금은 아주 사소한 일이 다양한 요인과 결합해 결과적으로 매우 큰 사건을 일으킨다는 의미로 쓰인다.

내 나비가 날갯짓한 것은 어느 추운 겨울날, 어떤 책을 접하고 건강에 흥미를 느꼈을 때다. 그날부터 시작해 다양한 배움을 얻을 기회가 생겼다. 마흔 살을 넘기고도 인생이 내가 상상한 대로 전개되지 않는다는 사실을 체험한 지금은 나이가 몇이든 생각을 바꿀 수 있다면 인생도 바꿀 수 있다고 확신한다.

지금도 나를 바꾼 그 책과 만난 날을 또렷하게 기억하고 있다. 이 책을 읽는 모든 사람이 현재의 건강에 대한 자신감을 얻고, 미래의 건강에 대한 불안을 떨쳐낼 인생의 변화를 이루었으면 하는 바람이다. 이 책을 집어 든 오늘을 떠올리며 3년 후, 5년 후 당신이 "그날이 시작이었다"라고 말할 때가 오기를 바라마지 않는다.

마지막으로 건강용품과 영양보조제, 영문 모를 식품이 매일같이 집 앞에 쇄도해도 웃으며 지켜봐준 아내 가코, 학교에서 아빠의 유튜브를 홍보해주는 첫째 다쓰야, 다락방에서 유튜브를 촬영하는 소리를 듣고 항상 "좋았어요"라고 말해주는 둘째 히로에게 늘 고맙다는 말을 전하고 싶다.

나는 내가 태어나고 살아가는 이 나라가 기후도 음식도 문화도 풍습도 모두 훌륭하다고 생각한다. 이 나라가 아이들 세대에도 이어지게끔 하려면, 우리 세대가 건강을 유지해 젊은 세대에게 부담이 되지 않도록 하는 것이 중요하다. 이런 이유로 나는 건강과 관련한 정보를 전달하는 일을 앞으로도 계속할 생각이다.

이시구로 세이지

이시구로 박사의
건강학교 좌담회

참가자

 F씨, 지바현 거주 48세 여성

 Y씨, 오사카부 거주 66세 여성

 A씨, 기후현 거주 50세 여성

 S씨, 사이타마현 거주 40세 여성

바쁘실 텐데 참석해주셔서 감사합니다. 오늘은 6개월 동안 건강학교 프로그램에 참여한 수강생의 체험담을 들어보는 자리를 마련했습니다. 건강학교에 들어오기 전에 어떤 고민이 있었는지부터 말씀해주세요.

2020년 3월 유튜브로 코로나19에 관한 정보를 찾다가 우연히 선생님의 방송을 접하게 되었어요. 처음에는 코로나19에 관한 동영상만 봤는데, 다른 동영상도 재미있어서 모두 보고 말았죠. 건강학교에 들어갈 무렵에는 인생 최대의 몸무게가 고민이었어요. 혼자서 끙끙거렸죠. 제 나름대로 다이어트도 해봤지만 2~3킬로그램 빠지다 말았어요. 이러다 원래 체중으로 돌아가는 게 아닌지 걱정이 되더라고요. 이대로는 안 되 겠다 싶어서 1개월 단식이 포함된 '건강 습관 28일' 프로그램에 참가 신청을 했습니다.

 17년 전 남편을 위암으로 떠나보내고, 그때부터 건강에 좋은 거라면 뭐든지 극성스럽게 찾아다녔어요. 남편에게 해주었더라면 좋았을 텐데 싶은 게 너무 많더군요. 그때는 허둥지둥하며 '뭔가 할 수 있는 게 없을까'만 생각했답니다. 여러 가지 방송과 책을 보면서 '이게 좋다', '저게 좋다' 하면 몇 년간 계속 그것을 따라했지요. 결국 단편적인 지식만 늘었어요. 나도 잘못되는 건 아닌지 불안해졌지요. 그때 선생님의 유튜브를 보고 '아, 이분은 정확한 말씀만 하네' 하고 생각했습니다. 믿을 수 없는 정보를 주는 유튜브가 얼마나 많던지……. 모바일 메신저에 '건강 습관 28일' 프로그램 참가자 모집 공고가 뜨자마자 곧바로 신청했습니다.

중학교 때부터 변비로 고생했어요. 오십이 가까워지니 지금 바꾸지 않으면 큰일 나겠다 싶더라고요. 건망증도 부쩍 심해졌고요. 그것도 참가 신청을 한 이유예요. 그 무렵 자신감이 크게 떨어져서 엄청 우울했거든요. 선생님이 대장 전문의라는 점도 끌렸던 이유 중 하나입니다. 이런 프로그램이 있다는 걸 알고 꼭 참가하고 싶어서 신청했죠. 전 다른 사람에게 쉽게 영향을 받는 편이어서 스스로 정신력이 약하다고 생각했어요. 그런데 실제로 참가해보니 생각지도 못했던 감정적인 부분까지 돌아볼 수 있어서 정말 좋았습니다.

기업에서 건강 관리, 건강 지도 업무를 맡고 있습니다. 최근에는 정신 건강 대책에 관한 일이 많고, 보건 지도 업무도 맡고 있어요. 건강 지도가 본업이지만, 영양학을 공부하지 않아 제가 하는 일에 줄곧 자신이 없었죠. 제 능력을 의심하고 여러 가지 고민에 시달리는 상태가 이어졌어요. 그런 가운데 우연히 친구랑 같이 단식을 할 기회가 있었어요. 적당히 했더니 오히려 몸 상태가 안 좋아졌지 뭐예요. 이러면 안 되겠다 싶어서 그때부터 단식에 관한 정보를 찾아보기 시작했죠. 그때 친구한테 선생님 이야기를 듣고 배워보고 싶던

차에 연이 닿아 참가했어요.

건강학교에서 6개월을 보낸 뒤 찾아온 변화에 대해 말
씀해주세요.

몸무게가 63킬로그램에서 10킬로그램 빠졌어
요. 예전에 효소 음료 단식을 한 적 있는데 결
국 요요가 왔어요. 그런 과정을 반복하면서 살이 찌기
쉬운 몸이 되고 말았죠. 오직 살을 빼고 싶다는 생각 하
나로 건강학교에 들어왔는데, 실제로 과정을 수강해보
니 무리 없이 살을 뺄 수 있었어요.

걸핏하면 어지럽고, 요통에 어깨결림도 있었는
데 희한하게도 죄다 사라졌습니다. 방광염도
있었는데 그것도 싹 없어졌고요. 가장 큰 변화라면, 이
프로그램을 하고 나서 절대로 병에 걸리지 않을 것 같다
는 확신이 생긴 것이라고 할까요. 특히 제가 줄곧 두려
워하던 '암에 걸리면 어쩌나' 하는 불안이 머릿속에서
사라졌어요. 불안감이 사라지고 자신감이 생긴 게 가장

큰 변화입니다.

무엇보다 변비에 관한 생각이 바뀌었어요. 식사, 운동 습관, 자세, 스트레스 관리, 수면……무엇 하나 빠지면 안 된다는 것을 배웠어요. 사람들은 '손쉽게 배울 수 있는' 것들을 좋아하지만, 그런 건 역시 건강과는 동떨어져 있더군요. 아직 변비가 완치되었다고 말하기는 어렵지만, 예전보다 훨씬 나아진 건 분명합니다.

체중을 좀 더 줄이고 싶었지만, 6킬로그램 정도 빠졌어요. 아토피 피부염이 있었는데, 이제 바르는 약을 쓰지 않게 되었어요. 내 맘대로 했던 단식으로 몸이 크게 상했지만, 선생님 말씀대로 했더니 별다른 어려움 없이 살을 뺄 수 있었어요. 역시 이론이 바탕이 되어야 한다는 생각이 들었습니다. 선생님이 수강생에게 다가가 세심하게 살피는 모습을 바로 옆에서 보고 배운 것도 큰 결실이었습니다. 직업상 제 업무와 관련해서도 좋은 가르침을 얻었어요.

건강학교에서 인상적이었던 커리큘럼은 무엇입니까?

커리큘럼 중 가장 인상적인 것이라면 '미소 훈련', '명상', '감사'가 떠오르네요. 이런 게 건강학교 프로그램에 들어 있으리라고는 생각지도 못했거든요. 영상으로만 보던 이시구로 선생님이 눈앞에서 말을 하니 깜짝 놀랐죠. 딱히 관계없는 얘기긴 하지만요. '미소 훈련'은 한 번도 해본 적 없었지만, 사람들 표정이 점점 좋아지고 부드러워지는 걸 보고 많은 걸 느꼈습니다. 6개월이라는 시간 동안 선생님이 제 옆에 딱 붙어서 가르쳐준 효과가 있었어요. 1~2개월이었다면 아마 사람들도 변하지 않고, 습관을 들이기도 힘들었을 거예요. 건강학교 프로그램에 참여하는 동안 여러 가지로 고마웠습니다.

아침에 레몬수를 마시는 것은 고역이었어요. 신맛 나는 음식은 질색인데 아침부터 마셔야 했으니까요. 그래도 강제력이 있으니 하게 되더라고요. 강제가 아니었다면 절대로 마시지 않았을 거예요. 사실은 일주일 전에 레몬이 다 떨어졌을 때 슬쩍 마시지 않았어요. 그랬더니 차이를 금세 알겠더라고요. 커리큘럼에 참가해 단체로 할 때가 저 혼자 할 때보다 효과가 훨씬 좋았어요. 낙오자가 되고 싶지 않다는 마음도 있었고, 모두가 저마다 고민을 떠안고 있으면서도 열심히 하는 모습을 보면 그만두겠다는 말은 절대로 못 하지요.

저는 마침 알레르기 피부염이 심해졌던 시기였어요. 스트레스를 받지 않고 하루를 보내는 것만으로도 힘든데, '미래를 위한 명상'이니 하는 말이 귀에 들어올 리가 없었죠. 그런 기분으로 시작했지만, 매일 사람들이 웃는 얼굴로 바뀌는 모습을 보다 보니 '나도 웃는 얼굴로 힘내야지!' 하는 생각이 들었어요. 여러분 덕분에 6개월을 즐겁게 보낼 수 있었습니다.

선생님의 학교에서는 어떤 일이든 일체감을 중시하고 함께해서 좋았어요. 이런 학교가 또 어디 있겠어요. 단식 과정에서 다 함께 매일 기록하고, 다른 사람이 올린 글을 보며 나도 힘내야겠다고 생각하던

게 기억나네요. 선생님은 언제나 마음을 돌보는 일이 중요하다고 말씀하셨죠. '미래를 위한 명상'은 제가 특히 좋아하는 시간이었어요.

이 학교에서 경험한 것 중 공유하고 싶은 것이 있나요?

주변 사람들이 "어떻게 살을 뺐어?", "재미있는 식생활을 하네"라며 흥미를 보이더라고요. 앞으로 그렇게 건강에 관심을 보이는 사람들에게 제가 얻은 깨달음을 전하고 싶어요.

'내 주변에 암에 걸린 사람이 있다면' 하는 생각을 늘 했지요. 하지만 지금은 '암을 예방하려면 어떻게 해야 할까'로 생각이 바뀌었습니다. 제 나이가 예순여섯 살인데, 이 나이가 되어서도 몸과 마음을 원하는 대로 바꿀 수 있다는 사실을 주변 사람들에게 알려주고 싶네요.

 운동이 습관이 되면서 몸도 바뀌었어요. 정신

력도 강해졌죠. 이대로 몸을 바꿔 나가고 싶습니다.

회사 안에서는 시간이나 자원이 한정되어 있지만, 참여형 온라인 그룹 워크숍에서는 직원 모두가 즐거워할 만한 기획을 할 수 있겠다 싶습니다. 또 회사 밖에서도 개인 대상의 일대일 트레이닝 등 선생님의 가르침을 널리 알릴 수 있는 활동을 하려 합니다. 개인적으로는 체중을 줄여 좋아하는 옷도 입고 멋도 부리고 싶어요.

마지막으로 저에 대한 감상을 부탁드립니다!

생각보다 훨씬 부드러운 분이셨어요. 의사라고 하면 차갑고 권위적이라는 선입견이 있잖아요. 명상이니 미소 훈련이니 확신의 말이니 하는 것들은 의학계에서는 아무래도 껄끄러워하기 마련이죠. 선생님은 폭넓은 식견을 바탕으로 새로운 의학의 형태를 생각하고 계신 것 같아요.

가장 인상적이었던 것은 생각보다 더 남성적이었다는 점이에요. 슬쩍슬쩍 보이는 선생님의 몸이 참 훌륭했습니다. 언제나 '진정한 건강'을 추구한다는 인상도 받았고요.

의사의 지도를 받게 되면 아무래도 의사와 환자 사이에 상하 관계가 자리 잡기 쉬운데, 이시구로 선생님은 늘 회원 곁에서 건강을 위해 함께해주셨어요. 자연스럽게 그렇게 할 수 있는 의사도 많지 않을 것 같아 대단하다는 생각이 들었습니다. 선생님의 인품과 인간성이 좋은 거겠죠.

고맙습니다. 저는 인복이 많은 편인데, 건강학교를 찾은 수강생들도 모두 적극적이고 능동적이었습니다. '어디 한번 해볼까' 하는 생각을 실천에 옮길 수 있는 사람은 현실적으로 그리 많지 않을 겁니다. 사람들은 보고 싶은 것만 보고 듣고 싶은 것만 듣습니다. 이 프로그램에 참여한 여러분은 하루, 이틀, 사흘 실천하는 사이 그런 과거에서 벗어나 새로운 현재가 시작되었다는 점을 실감

했을 겁니다. 그것이 한 달 지나고, 반년이 지나면 대다수 사람은 사고가 바뀝니다. 반년 후쯤 되면 전혀 다른 자신을 만나게 됩니다. 여러분 각자의 얘기에서 그런 점을 읽을 수 있었습니다. 미력이나마 앞으로도 여러분과 함께 '건강'이라는 주제를 연구하고 실천해나가겠습니다. 6개월 동안 수강하느라 고생 많으셨습니다.

주

소식 생활에 앞서

1 《소화기질환과 과학 *Digestive Diseases and Sciences*》, 2004년

2 《보건의료 대체의학 *Alternative Therapies In Health And Medicine*》, 2008년

3 《뉴트리언츠 *Nutrients*》, 2015년

4 《뉴트리언츠》, 2015년

5 《식품생화학저널 *Journal of Food Biochemistry*》, 2019년

6 《이븐 시나 식물의학저널 *Avicenna Journal of Phytomedicine*》, 2014년

7 《산화의학과 세포수명 *Oxidative Medicine and Cellular Longevity*》, 2012년

8 《유럽내분비학저널 *European Journal of Endocrinology*》, 2019년

9 《뉴트리언츠》, 2019년

10 《국제분자과학저널 *International Journal of Molecular Sciences*》, 2018년

11 《당뇨병 관리 *Diabetes Care*》, 2012년

12 《플란타 메디카 *Planta Medica*》, 1989년

13 《몰리큐스 *Molecules*》, 2017년

14 《란셋 *Lancet*》, 1999년

15 《왕립의학협회저널 *Journal of the Royal Society of Medicine*》, 1985년

1장 양생의 철학

1 《노화연구리뷰 *Ageing Research Reviews*》, 2014년

2 《미국의사협회저널 *The Journal of the American Medical Association, JAMA*》, 2004년

3 《란셋》, 2011년

4 《미국역학저널 *American Journal of Epidemiology*》, 1979년

5 《슬립 *Sleep*》, 2010년

6 《성격및사회심리학저널 *Journal of Personality and Social Psychology*》, 1989년

7 《사이언스 *Science*》, 2010년

8 《갱년기 *Maturitas*》, 2012년

9 《세포대사 *Cell Metabolism*》, 2016년

10 《세포대사》, 2016년

11 《에이징셀 *Aging Cell*》, 2008년

12 《NPJ 노화와 질병 메커니즘 *NPJ Aging and Mechanisms of Disease*》, 2016년

13 《생물노인학 *Biogerontology*》, 2017년

14 《임상노화연구 *Clinical Interventions in Aging*》, 2018년

15 《미국생리학저널 *American Journal of Physiology*》, 1997년

16 《미국임상영양학저널 *The American Journal of Clinical Nutrition*》, 1999년

17 《비만 *Obesity*》, 2016년

18 《유럽스포츠과학저널 *European Journal of Sport Science*》, 2017년

19 《서부응급의학저널 *The Western Journal of Emergency Medicine*》, 1982년

20 《거트 *Gut*》, 1997년

21 《일본대장항문학회지日本大腸肛門病学会雑誌》, 63호, 2010년

22 《소화기학회저널*Alimentary Pharmacology and Therapeutics*》, 1998년

23 《세포대사》, 2014년

24 《노인학*Gerontology*》, 2012년

25 《최신 노인학과 노인병 연구*Current Gerontology and Geriatrics Research*》, 2010년

26 《노인학저널*The Journals of Gerontology*》, 1956년

27 《미국국립과학원회보*Proceedings of the National Academy of Sciences USA*》, 2011년

28 《건강심리학리뷰*Health Psychology Review*》, 2016년

29 《미국예방의학저널*American Journal of Preventive Medicine*》, 2007년

2장 해독의 권유

1 《종합생리학*Comprehensive Physiology*》, 2017년

2 《독소*Toxins*》, 2018년

3 《EXCLI저널*EXCLI Journal*》, 2017년

4 《미국신장학회저널*Journal of the American Society of Nephrology*》, 2015년

5 《생물의학과 약물요법*Biomedicine and Pharmacotherapy*》, 2018년

6 《독성*Virulence*》, 2014년

7 《독소》, 2013년

8 《캐나다내과학저널*Canadian Journal of Gastroenterology and Hepatology*》, 2011년

9 《위장병학 _Gastroenterology_》, 1978년

10 《국제대장암학회저널 _International Journal of Colorectal Disease_》, 2006년

11 《소화기질환과 과학》, 2010년

12 《일본마취과학저널 _Journal of Anesthesia_》, 2019년

13 《온코타깃 _Oncotarget_》, 2018년

14 《세포 숙주와 미생물 _Cell Host and Microbe_》, 2011년

15 《스테로이드 생화학과 분자생물학저널 _The Journal of Steroid Bioche-mistry and Molecular Biology_》, 2000년

16 《국제환경연구와 공중보건저널 _International Journal of Environmental Research and Public Health_》, _2018년_

17 《위장병학》, 1992년

18 《뉴잉글랜드 의학협회저널 _The New England Journal of Medicine_》, 1982년

19 《분자의학동향 _Trends in Molecular Medicine_》, 2016년

20 《플로스원 _PLoS One_》, 2016년

21 《소화기기능성질환과 운동학회저널 _Journal of Neurogastroenterology and Motility_》, 2016년

22 《통합의학 _Integrative Medicine Encinitas_》, 2016년

23 《독성학의 화학적 연구 _Chemical Research in Toxicology_》, 1991년

24 《환경보건저널 _Environmental Health_》, 2015년

25 《미국신장학회저널 _Journal of the American Society of Nephrology_》, 2009년

26 《활성산소 생물학과 의학 _Free Radical Biology and Medicine_》, 2014년

27 《응용생리학저널 _Journal of Applied Physiology_》, 2011년

28 《식물성 의학품 *Phytomedicine*》, 2011년

29 《산화환원생물학 *Redox Biology*》, 2013년

30 《실험노인학 *Experimental Gerontology*》, 2010년

31 《온도 *Temperature Austin*》, 2019년

32 《국제환경연구와 공중보건저널 *International Journal of Environmental Research and Public Health*》, 2012년

33 《임상연구저널 *Journal of Clinical Investigation*》, 1976년

34 《국제환경연구와 공중보건저널》, 2012년

35 《국립위생연구소 연대기 *Rocz Panstw Zakl Hig*》, 2015년

36 《국제환경연구와 공중보건저널》, 2012년

37 《근거중심 보완대체의학 *Evidence-Based Complementary and Alternative Medicine*》, 2018년

38 《사이언티픽 월드 저널 *Scientific World Journal*》, 2014년

39 《호흡연구저널 *Journal of Breath Research*》, 2012년

40 《크로마토그래피 B 저널: 생물의학과 생명과학의 분석기술 *Journal of Chromatography B: Analytical Technologies in the Biomedical and Life Sciences*》, 2009년

41 《미래과학 OA *Future Science OA*》, 2015년

42 《스프링플러스 *Springerplus*》, 2015년

43 《JCO 글로벌종양학회저널 *JCO Global Oncology*》, 2019년

3장 소박한 밥상의 힘

1 《플로스원》, 2017년

2 《소화기질환과 과학》, 1987년

3 《란셋》, 1968년

4 《미국임상영양학저널》, 2007년

5 《동맥경화증, 혈전증, 혈관생물학 저널 Arteriosclerosis, Thrombosis, and Vascular Biology》, 1997년

6 《미국임상영양학저널》, 1993년; 《유럽임상영양학저널 European Journal of Clinical Nutrition》, 1994년

7 《국제비만학회저널 International Journal of Obesity》, 2007년

8 《미국임상영양학저널》, 2013년

9 《국제비만학회저널》, 2001년

10 《심장학회저널 Circulation》, 2013년

11 《영양학저널 Journal of Nutrition》, 2017년

12 《세포대사》, 2014년

13 《중개의학저널 Journal of Translational Medicine》, 2016년

14 《영양학저널》, 2017년

15 《셀 Cell》, 2014년

16 《미국국립과학원회보》, 2009년

17 《국제시간생물학 Chronobiology International》, 2020년

18 《당뇨병학저널 Nutrition and Diabetes》, 2020년

19 《노화연구저널 Journal of Aging Research》, 2011년

20 《국제분자과학저널》, 2020년

21 《몰레큘러 애스펙츠 오브 메디슨 Molecular Aspects of Medicine》, 2011년

22 《몰레큘러 애스펙츠 오브 메디슨》, 2011년

23 《마이크로바이얼 셀 팩토리즈 *Microbial Cell Factories*》, 2006년

24 《뉴트리언츠》, 2016년

25 《소화기학회저널》, 2016년

26 《미생물학 프런티어 *Frontiers in Microbiology*》, 2017년

27 《영국영양학저널 *British Journal of Nutrition*》, 2007년

28 《영양과 암 *Nutrition and Cancer*》, 2005년

29 《생화학회보 *Biochemical Society Transactions*》, 2007년

30 《생리학 프런티어 *Frontiers in Physiology*》, 2012년

31 《응용미생물학저널 *Journal of Applied Microbiology*》, 1996년

32 《국제분자과학저널》, 2013년

33 《네이처 커뮤니케이션 *Nature Communicnations*》, 2015년

34 《유럽암예방저널 *European Journal of Cancer Prevention*》, 1998년

35 《아시아태평양 임상영양학저널 *Asia Pacific Journal of Clinical Nutrition*》, 2015년

36 《영양학 *Nutrition*》, 2016년

37 《저널오브올레오사이언스 *Journal of Oleo Science*》, 2018년

38 《영양생화학저널 *The Journal of Nutritional Biochemistry*》, 2019년

39 《임상영양학 *Clinical Nutrition*》, 2020년

4장 소식 생활

1 《당뇨병연구저널 *Journal of Diabetes Investigation*》, 2015년

2 《뉴트리언츠》, 2019년

3 《유럽사회심리학저널 *European Journal of Social Psychology*》, 2009년

4 《임상영양 및 신진대사의료에 대한 의견 Current Opinion in Clinical Nutrition and Metabolic Care》, 2017년

5 《종합생리학 Comprehensive Physiology》, 2012년

6 《습관의 과학 The Science of Habits》, 2015년

7 《내과학저널 Annals of Internal Medicine》, 2015년

8 《미국의사협회 내과학저널 JAMA Internal Medicine》, 2019년

9 《국제행동영양학과 신체활동저널 International Journal of Behavioral Nutrition and Physical Activity》, 2020년

10 《스포츠의학 Sports Medicine》, 2017년

11 《임상생리학과 기능 영상 Clinical Physiology and Functional Imaging》, 2019년

12 《자연의학 Nature Medicine》, 2021년

13 《비전연구 Vision Research》, 2009년

14 《직업안전보건학저널 Occupational and Environmental Medicine》, 2000년

15 《유럽심장저널 European Heart Journal》, 2011년

16 《플로스 메디슨 PLOS Medicine》, 2004년

17 《임상내분비학저널 The Journal of Clinical Endocrinology and Metabolism》, 2011년

18 《임상신경과학의 대화 Dialogues in Clinical Neuroscience》, 2016년

5장 건강에 대한 태도

1 《공중보건영양학 Public Health Nutrition》, 2019년

2 《영국의학저널 British Medical Journal》, 2019년

3 《영국의학저널》, 2018년

4 《미국임상영양학저널》, 2016년

5 《공중보건영양학》, 2018년

6 《네이처 Nature》, 2015년

7 《마이크로바이옴 Microbiome》, 2021년

8 《내과학저널 Journal of Gastroenterology and Hepatology》, 2011년

9 《뉴트리언츠》, 2020년

10 《국제분자과학저널》, 2020년

11 《패컬티오브1000 Faculty of 1000》, 2020년

12 《위장병학 Gastroenterology》, 2002년

13 《뉴트리언츠》, 2015년

14 《의학가설 Medical Hypotheses》, 2010년

15 《국제분자과학저널》, 2020년

16 《국제알레르기학 Allergology International》, 2012년

17 《뉴트리언츠》, 2015년

18 《알코올 리서치 Alcohol Research》, 2017년

19 《거트》, 2001년

20 《뉴트리언츠》, 2019년

21 《미국영양학회저널 Journal of the American College of Nutrition》, 2014년

22 《네이처》, 2015년

23 《미국임상영양학저널》, 2011년

24 《아시아 태평양 임상영양학저널》, 2015년

25 www.shutterstock.com

26 《카페인연구저널 Journal of Caffeine Research》, 2014년

27 《미국심장학회저널 Journal of the American College of Cardiology》, 2015년

28 《의과대학원저널 Postgraduate Medical Journal》, 2015년

29 《퍼머넌트저널 The Permanente Journal》, 2011년

30 《수면장애 Sleep Disorder》, 2019년

31 《음식과 독성학 Food and Chemical Toxicology》, 2019년

32 《아나톨리아 심장학저널 The Anatolian Journal of Cardiology》, 2018년

33 《신경내분비학 통신 Neuroendocrinology Letters》, 2017년

34 《근거중심 보완대체의학》, 2016년

35 《노화신경과학 프론티어 Frontiers in Aging Neuroscience》, 2017년

36 《통증 연구와 치료 Pain Research and Treatment》, 2016년

37 《임상 현장에서의 보완대체의학 Complementary Therapies in Clinical Practice》, 2012년

38 《이란적신월사의학저널 Iranian Red Crescent Medical Journal》, 2015년

39 《브라질과학아카데미연보 Anais da Academia Brasileira de Ciências》, 2015년

40 《영국의학저널》, 2008년

41 《BMC 보완의학과 치료법 BMC Complementary Medicine and Therapies》, 2009년

42 《오픈미생물학저널 The Open Microbiology Journal》, 2014년

43 《소화기와 간질환 Digestive and Liver Disease》, 2007년

44 《분자세포생화학저널 Molecular and Cellular Biochemistry》, 2001년

45 《근골격계 의학 최신 리뷰 Current Reviews in Musculoskeletal Medicine》, 2019년

46 《물리치료학저널 *The Journal of Physical Therapy Science*》, 2019년

47 《역학저널 *Journal of Epidemiology*》, 2016년

48 《국제노인학 *Geriatrics and Gerontology International*》, 2011년

49 《바이오메디컬 리서치 *Biomedical Research*》, 2007

50 《국제노인학》, 2018년

51 《심리과학 *Psychological Science*》, 2012년

52 《인간신경과학 프런티어 *Frontiers in Human Neuroscience*》, 2014년

53 《미국국립과학원회보》, 2016년

54 《뇌연구의 진보 *Progress in Brain Research*》, 2019년

과식하지 않는 삶

소박하게 먹고 단순하게 산다

1판 1쇄 찍음 2022년 3월 24일
1판 1쇄 펴냄 2022년 3월 31일

지은이 이시구로 세이지
옮긴이 전선영

펴낸이 송상미
편집 박혜영
디자인 송윤형 김경진
일러스트 임수현

펴낸곳 머스트리드북
출판등록 2019년 10월 7일 제2019-000272호
주소 (03925) 서울시 마포구 월드컵북로 400, 5층 11호(상암동, 서울산업진흥원)
전화 070-8830-9821
팩스 070-4275-0359
메일 mustreadbooks@naver.com

ISBN 979-11-976934-2-7 03510